Andrea Friese, Bettina M. Jasper

Denkspaziergang

Erlebnistouren – nicht nur draußen

VINCENTZ NETWORK

Bibliografische Information der Deutschen Nationalbibliothek

Die Deutsche Bibliothek verzeichnet diese Publikation in der Deutschen Nationalbibliografie; detaillierte bibliografische Daten sind im Internet über http://dnb.d-nb.de abrufbar.

Sämtliche Angaben und Darstellungen in diesem Buch entsprechen dem aktuellen Stand des Wissens und sind bestmöglich aufbereitet.
Der Verlag und die Autorinnen können jedoch trotzdem keine Haftung für Schäden übernehmen, die im Zusammenhang mit Inhalten dieses Buches entstehen.

Besuchen Sie uns im Internet: www.altenpflege-online.net

Druck: BWH GmbH, Hannover

Foto Titelseite: Fotolia, Jenny Sturm
Illustrationen: Ekler, Adobe Stock
Satz: Heidrun Herschel, Wunstorf

ISBN 978-3-86630-792-6

Andrea Friese, Bettina M. Jasper

Denkspaziergang

Erlebnistouren – nicht nur draußen

Inhalt

Vorwort

Nach den beiden Büchern „Bewegungshäppchen" (JASPER 2017) und „Denkkonfekt" (JASPER | FRIESE 2018) ergab sich aus unser beider ganzheitlichem Pflegeverständnis beinahe automatisch der Gedanke, das Training für alte Menschen mit einem Tapetenwechsel zu verbinden. Begünstigend kam hinzu, dass bereits in den 1990er-Jahren der Titel „Brainwalking" (JASPER 1998, 2002 und 2011) erschienen war, damals in erster Linie für Zielgruppen im Sport entwickelt. Das war die erste Publikation, die sich einer umfassenden Darstellung der Kombination von Denken und Bewegen als Brainwalking widmete. Bereits damals wurde im Vorwort die Brücke geschlagen zu dem, was schon Jahre zuvor in der Denk-Werkstatt® unter dem Stichwort Denkspaziergang praktiziert worden war. Inzwischen ist die Zeit reif, um solche Gedanken in die Altenpflege einzubringen.

Schon in der Antike bewegten sich die Gelehrten beim Philosophieren durch die Wandelgänge der Klöster und Denkschulen. Intuitiv gehen bis heute Menschen aller Generationen beim Problemlösen oder Lernen umher. Zahlreiche Studien bestätigen, dass Gehen mit moderater Anstrengung die geistige Leistungsfähigkeit positiv beeinflusst. Das gilt unbedingt auch für Senioren.

Die Herangehensweise, bei der motorische und kognitive Anforderungen verbunden werden, passt zu der Idee des seit 2015 in Deutschland existierenden Präventionsgesetzes. Die nationale Präventionsstrategie strebt eine umfassende Förderung pflegebedürftiger und hochbetagter Menschen im Sinn von Vorbeugung und Gesundheitsförderung an. Ziel dabei ist, Einzelangebote so zu kombinieren, dass sie ein Gesamtkonzept zur umfassenden und systematischen Förderung ergeben.

Denkspaziergänge sind eine Möglichkeit, um Motorik und Kognition gleichermaßen zu fördern und zu trainieren. In einer Gruppe schaffen sie zusätzlich Gelegenheiten für Kommunikation und Interaktion. Sie sind kleine Highlights im Alltag alter Menschen, bieten sie doch eine Chance, Perspektivwechsel vorzunehmen, angestammte (Sitz-)Plätze zeitweise zu verlassen, die Umgebung bewusster wahrzunehmen, im eigenen Umfeld Neues zu entdecken, Schritte im eigenen Leben zu unternehmen, etwas in Gang zu bringen.

Andrea Friese & Bettina M. Jasper
Januar 2019

KOPFTRAINING ZU FUSS

Denkend unterwegs

Was sich genau hinter dem Begriff Denkspaziergang verbirgt, ist bisher nirgends eindeutig definiert. Gleiches gilt fürs Brainwalking, das deutschlandweit und darüber hinaus an vielen Orten betrieben wird. Wer sich auf dem Markt umschaut, erhält dennoch einigermaßen Klarheit beim Betrachten vorhandener Angebote unter diesem Titel. Dabei wird häufig mit dem Titel Brainwalking ein eher sportliches Angebot assoziiert, während beim Denkspaziergang viele an eine etwas gemächlichere Fortbewegung denken. In der Regel handelt es sich bei beiden Aktivitäten um generationenübergreifende Angebote, die von altersmäßig gemischten Gruppen wahrgenommen werden, häufig im Zusammenhang mit touristischen Programmen.

In der Altenpflege ist diese Form der Aktivierung bisher eher unbekannt und nicht verbreitet. Das sollte sich ändern, denn es ist eine ideale Fördermöglichkeit für alte Menschen im Sinn von Prävention und Gesundheitspflege. In diesem Zusammenhang erscheint uns der Begriff Denkspaziergang als der geeignetere, denn er drückt mit seinen zwei Wortteilen Denk-Spaziergang schon in dieser Bezeichnung aus, um was es sich handelt.

Der Begriff Denken signalisiert, dass es etwas mit geistigen Prozessen zu tun hat. Wahrnehmen, verarbeiten, steuern, entscheiden, merken … das sind nur einige der kognitiven Tätigkeiten, die dabei angeregt und gefordert werden. Bei einzelnen Übungen und Spielen gibt es viele Ähnlichkeiten mit denen, die gewöhnlich in geschlossenen Räumen beim Gedächtnis- oder Gehirntraining angeboten werden. Hier laden sie statt am Tisch unterwegs zur Aktivität ein.

Der Wortteil Spaziergang macht deutlich, dass es sich um Fortbewegung handelt. Beim Spaziergang bleibt niemand stehen. So viel ist klar. Wie die Fortbewegung allerdings aussieht, das ist von Ort zu Ort, von Einrichtung zu Einrichtung und von Teilnehmer zu Teilnehmer sehr unterschiedlich. Und das ist gut so, denn es lässt die Beteiligung zu, unabhängig von Lebensalter, Interesse, Neigungen und passt sich vor allem an die ganz individuellen körperlichen und geistigen Fähigkeiten der Teilnehmenden an.

Für die einen ist ein sehr gemächlicher Spaziergang – Schritt für Schritt mit vielen Pausen – das Richtige, für andere muss es zügigeres Gehen oder gar Marschieren über eine längere Strecke sein. Spaziert der eine selbstständig und trittsicher durch den Park, benötigt die andere ein Hilfsmittel oder Begleitung oder beides. Ob mit Gehstock, Gehbock oder Rollator, Hauptsache unterwegs. Selbst im Rollstuhl ist ein Denkspaziergang möglich – bei selbstständiger Fortbewegung oder mit Unterstützung einer schiebenden Begleitperson. Es kommt darauf an, Standorte zu wechseln, die Umgebung auf sich wirken zu lassen, mal einen anderen Blickwinkel einzunehmen. Das ist wichtig, gerade für Menschen, die viel Zeit am selben Ort verbringen – sei es auf dem Wohnbereich, in der eigenen Wohnung oder im Zimmer.

Das ganzheitliche Rundumtraining

Ein Denkspaziergang bringt Wahrnehmung, mäßige körperliche Beanspruchung und Umwelt mit Impulsen für das Gehirn in Einklang und lässt alles zu einem harmonischen Ganzen verschmelzen. Fortbewegungsart und körperliche Belastungsintensität sind in der Regel moderat und passen sich an die Voraussetzungen der Teilnehmenden an. Das kognitive Training findet wahlweise während der Fortbewegung oder in aktiven Pausen statt.

Grundsätzlich lassen sich Denkspaziergänge draußen wie drinnen durchführen. Doch die Effekte in freier Natur sind noch intensiver als im Gebäude.

- Das Bewegen in freier Natur bringt bei stoffwechselrelevanter Aktivität zusätzlichen Sauerstoff ins Gehirn und sorgt so für höhere Leistungsfähigkeit.
- Der fortlaufende Umgebungswechsel lässt ständig wechselnde Reize auf die „grauen Zellen" einwirken.
- Immer andere Untergründe wie Asphalt, Kies, Gras, Sand usw. erfordern ständige Anpassung und sind so ein Stück Sturzprophylaxe.
- Sich ändernde Lichtverhältnisse bei einem Weg durch Sonne und Schatten geben den Augen immer neue Impulse.
- Unterschiedliche Temperaturen – hier ein laues Lüftchen, dort wärmende Sonnenstrahlen – stimulieren die taktile Wahrnehmung.
- Düfte aus der Natur – Rosenblüten, gemähtes Gras, erdige Gerüche und sogar zwischendurch unangenehme Gerüche wie von einem Misthaufen – bedeuten eine Abwechslung für das olfaktorische Wahrnehmungssystem, abseits von immer gleicher Wohnbereichs-Raumbeduftung. Das Geruchssystem reagiert mit Emotionen und sorgt für Stressabbau.
- Überhaupt beeinflusst Natur mit ihrer Ausstrahlung die Stimmung positiv.

AUFBAU UND EINSATZ DER ÜBUNGEN

Die Übungen in diesem Buch sind in erster Linie Vorschläge für Gruppenaktivitäten, können aber auch in der Einzelbetreuung durchgeführt werden. Die Trainingsschwerpunkte der Aufgaben wechseln. Abhängig von den kognitiven Fähigkeiten der Teilnehmenden, dem zur Verfügung stehenden Zeitrahmen und den weiteren Rahmenbedingungen lassen sich die Aufgaben variieren und anpassen. Beim Angebot ist darauf zu achten, dass sich die ausgewählten Übungen gezielt und individuell an den Bedürfnissen und am Alltag der Betroffenen orientieren.

Gliederung des Praxisteils

Auf jeder Seite stellen wir eine Übung vor, die sich während eines Spaziergangs durchführen lässt. Die Aufgaben sind nach ihren Titeln alphabetisch geordnet. Damit die anleitende Person (AP) die Übungen zielgerichtet auswählen kann, ist die tabellarische Übersicht auf Seite 24 wie folgt eingeteilt:

- Denk-Übungen während des Gehens,
- Bewegungs-Übungen während des Gehens,
- Denk-Übungen während der Geh-Pausen,
- Bewegungs-Übungen während der Geh-Pausen.

Zu jeder Übung sind die Trainingsschwerpunkte angegeben. Außerdem finden Pflege- und Betreuungsprofis am Ende jedes Beispiels einen Formulierungsvorschlag für die Dokumentation.

Inhalte der Aufgabensammlung

Die Übungssammlung in diesem Buch enthält pro Seite immer nur eine einzige Aufgabe.

Die Angaben zum Material werden den einzelnen Übungen vorangestellt und dienen der Vorbereitung. Darauf gehen wir im nächsten Abschnitt noch genauer ein. Anschließend folgen jeweils die detaillierte Aufgabenbeschreibung und Hinweise für die Anleitung. Jede einzelne Übung ist so beschrieben, dass sie gut zu verstehen ist und zielgerichtet umgesetzt werden kann. Durch Angaben von Differenzierungsmöglichkeiten und Varianten kann das Training sehr individuell auf die Teilnehmenden abgestimmt werden.

Informationen zu den Trainingsschwerpunkten und Formulierungsvorschläge für die Planung und Dokumentation runden die Denkaufgaben ab.

Informationen zu verschiedenen Trainingsschwerpunkten

Die Trainingsschwerpunkte sind nachfolgend in alphabetischer Reihenfolge aufgelistet, unabhängig von ihrer Bedeutung im Gedächtnis- bzw. Gehirntraining.

Arbeitsgedächtnis | Kurzzeitgedächtnis

Der Begriff Arbeitsgedächtnis wird heute weitgehend gleichbedeutend mit dem früher verbreiteten Kurzzeitgedächtnis verwendet. Dabei handelt es sich um die zentrale Organisationseinheit des Gehirns. Hier denken, planen und entscheiden Menschen und bewältigen so ihren Alltag.

Eben wegen seiner Bedeutung für die Alltagsgestaltung sollte das Arbeitsgedächtnis regelmäßig gefordert und trainiert werden. Seine Kapazität wird bestimmt von zwei Faktoren:

- der Informations-Verarbeitungsgeschwindigkeit (siehe S. 20) und
- der Merkspanne (siehe S. 20).

Das Arbeitsgedächtnis wird z. B. zwingend benötigt bei der Kommunikation. Jeder Satz, den wir sprechen, hören oder lesen, muss aufgenommen und verarbeitet, die Wörter müssen verfügbar gehalten und in Zusammenhang gebracht werden.

Das Kurzzeit- oder Arbeitsgedächtnis hat die Funktion, eine begrenzte Menge an Informationen, Ereignissen oder Erfahrungen kurzfristig zu speichern, um sie vorübergehend verfügbar zu halten und dann entweder zu löschen oder sie ins Langzeitgedächtnis zu überführen.

Werden fünf bis neun Elemente nur einmalig kurzzeitig dargeboten, beträgt deren Verweildauer im Zwischenspeicher nur wenige Sekunden. Ist kein Memorieren der Inhalte möglich, können sie noch schneller vergessen werden.

Die Prozesse der Informationsaufnahme und -verarbeitung sind besonders dann störanfällig, wenn zu den eigentlich im Mittelpunkt stehenden Inhalten zusätzliche hinzukommen oder andere äußere Faktoren ablenken. Dies ist z. B. beim Dual-Task-Training der Fall (siehe nächster Abschnitt).

Dual-Task-Training

Doppelaufgaben – zwei Dinge gleichzeitig tun – sind eine große Herausforderung fürs Gehirn. Wer in der Fortbewegung eine Denkaufgabe lösen soll, wird – wenn es kompliziert wird – langsamer oder bleibt sogar stehen. Das hat wohl jeder schon einmal bei sich selbst beobachtet. Mit zunehmendem Lebensalter verstärkt sich dieses Phänomen.

Deshalb ist es im Hinblick auf sichere Alltagsgestaltung gerade für ältere Erwachsene wichtig, diese Fähigkeit zu trainieren.

Im sportlichen Bereich wird unter Doppelaufgaben bzw. Dual Tasking die Kombination einer Bewegungs- mit einer Denkaufgabe verstanden, zum Beispiel einen Ball prellen und gleichzeitig ein langes Wort rückwärts buchstabieren oder gehen und eine Rechenaufgabe lösen.

Studien kamen zu dem Ergebnis, dass Menschen kognitive Aufgaben schlechter lösten, wenn sie auf einem instabilen Untergrund standen und ständig gefordert waren, das Gleichgewicht zu halten als ohne solche Rahmenbedingungen. Die Leistungsfähigkeit des Gehirns reicht häufig nicht aus, um zwei Aufgaben gleichzeitig optimal zu lösen. Ist die Denkaufgabe schwierig oder anstrengend und beansprucht das Gehirn voll, dann bleibt nicht mehr genügend Kapazität übrig, um die motorische Aufgabe zu lösen und umgekehrt.

Beim Training werden oft zunächst die Denk- und die Bewegungsaufgabe jeweils separat geübt, um sie dann im nächsten Schritt zeitgleich auszuführen. Ist eine motorische Tätigkeit erst einmal automatisiert, bleibt dem Gehirn mehr so genannte Prozesskapazität übrig, um parallel eine anspruchsvolle Denkaufgabe zu lösen.

Bisher gibt es kaum gesicherte, wissenschaftliche Erkenntnisse über die speziellen Effekte eines Dual-Task-Trainings. Doch die Erfahrungen zeigen, dass diese Form, geteilte Aufmerksamkeit zu üben, die Sicherheit im Alltag erhöht. Das gilt besonders für ältere Menschen, wenn sie auf Unvorhergesehenes reagieren und mit einer Flut gleichzeitig auf sie einwirkender Informationen umgehen müssen.

Fantasie und Kreativität

Viele Erwachsene denken und erinnern sehr einseitig und müssen ihre Fantasie und Kreativität erst wieder neu entdecken. Das liegt nicht zuletzt daran, dass wir schon in der Schule häufiger mit logischen Aufgaben konfrontiert wurden und auch im Berufsleben meist wenig Raum für kreatives Denken bleibt.

„Fantasie ist wichtiger als Wissen." Dieses Zitat von Albert Einstein unterstreicht den Stellenwert von Fantasie- und Kreativitätsübungen im Kognitionstraining. Fantasie bezeichnet die Vorstellungs- oder Einbildungskraft des Menschen, die zum Verlassen gewohnter Denkbahnen in Richtung neuer Dimensionen befähigt.

Kreativität als Fähigkeit zu schöpferischen Einfällen und zum Finden neuer Lösungen ist in jeder Lebenssituation gefragt. Im Gedächtnis- bzw. Gehirntraining bedeutet Kreativität das Entdecken ungewöhnlicher Wege sowie das Umsetzen bereits bekannter Dinge in neue Zusammenhänge. Das bildhafte Vorstellungsvermögen wird genutzt (rechte Hemisphäre). Auch das kreative Umgehen mit Sprache gehört in diesen Bereich.

Formulieren

Formulieren können, d.h. etwas in eine angemessene sprachliche Form bringen, gehört zu den grundlegenden geistigen Fähigkeiten des Menschen.

Beim exakten Formulieren werden Denkprozesse in Gang gesetzt, wodurch selbst komplexe Sachinhalte zunächst innerlich selbst geklärt werden, bevor man sie sprachlich artikuliert. Im Moment des verbalisierten (in Worte gefassten) Ausformulierens werden intuitive und ungeordnete Gedanken strukturiert und ein logisches Bezugssystem hergestellt – oft erschließt sich ein Erkenntnisgewinn während des unmittelbaren Sprechvorgangs.

Sich präzise auszudrücken, etwas genau zu definieren bedeutet aber auch, leere Phrasen mit Leben zu füllen, Gemeinplätze zu verlassen und eigene Gedanken zu äußern.

Informations-Verarbeitungs-Geschwindigkeit

Diese Grundfunktion des Gehirns ist wesentliche Voraussetzung für alle weiteren kognitiven Vorgänge. Sie beschreibt die Dauer, die der Prozess von der Wahrnehmung von Reizen über das Erkennen und Verarbeiten bis hin zum Umsetzen in Handlung benötigt. Im Alltag ist diese Fähigkeit bedeutsam, wenn es darum geht, [schnelle] Entscheidungen zu treffen und aktuelle Probleme zu lösen, bei denen keine Erfahrungswerte vorliegen.

Je älter wir werden, desto mehr verlangsamen sich diese Prozesse. Deshalb ist es wichtig, mit Training der Entwicklung entgegenzuwirken. Beim Gehirntraining ebenso wie im Alltag sollten AP deshalb immer wieder Entscheidungen provozieren, z. B. „Welchen Weg möchten Sie nehmen?" Bei Menschen mit Demenz ist es wichtig, die Auswahl auf zwei Möglichkeiten zu begrenzen, z. B. „Möchten Sie den Zapfen oder den Kieselstein?"

Eine Übung in diesem Buch, die typisch die Informations-Verarbeitungs-Geschwindigkeit trainiert, ist „Von A bis Z" auf S. 88.

Merkspanne | Merkfähigkeit

Die Merkspanne ist eine Grundfunktion des Gehirns und bestimmt zusammen mit der Informations-Verarbeitungs-Geschwindigkeit die Kapazität des Arbeits- oder Kurzzeitgedächtnisses. Sie dauert nur wenige Sekunden und wird definiert als der Zeitraum, in dem Informationen bewusst zur Verfügung stehen, ohne dass sie ins Langzeitgedächtnis eingehen.

Die Merkspanne gezielt zu trainieren, setzt Erfahrung und Hintergrundwissen voraus und stellt auch ausgebildete Gehirn- und Gedächtnistrainerinnen vor methodische Herausforderungen. Deshalb sprechen wir in diesem Buch vereinfachend von Merkfähigkeit bei solchen Aufgaben, die das kurzzeitige Behalten von Inhalten erfordern.

Konzentration

Konzentration ist für alle Übungen unabdingbare Voraussetzung. Unter Konzentration verstehen wir die gebündelte Aufmerksamkeit auf eine einzige Sache, kurz gesagt: Bei der Sache sein. Konzentration ist die erste und wichtigste Voraussetzung für Gedächtnisleistungen wie Lernen und Merkfähigkeit. Ohne sie werden Informationen nicht richtig aufgenommen und können auch nicht gespeichert werden.

Viele Gedächtnisprobleme sind Konzentrationsprobleme. In der Schule und in anderen Lernsituationen, im Beruf oder im privaten Bereich können wir nur dann gute Leistungen bringen, wenn wir unsere Aufmerksamkeit auf eine Sache lenken.

In der Kommunikation mit Menschen mit Demenz ist zu beachten, dass neben den Gedächtnisfunktionen u.a. auch die Konzentrationsfähigkeit stark eingeschränkt ist, sie endet etwa nach zehn Minuten. Bei Personen mit fortgeschrittener Demenz ist eine Information nur für einige Sekunden verfügbar, danach wird sie wieder aus dem Kurzzeitgedächtnis gelöscht.

Denkspaziergänge kommen der Situation von Menschen mit Demenz entgegen. Es fällt ihnen schwer, ihre Aufmerksamkeit zu bündeln und längere Zeit auf dieselbe Sache zu richten. Der beständige Umgebungswechsel bei einem Spaziergang lässt Betroffene häufig vergleichsweise länger aktiv am Training teilnehmen. Darüber hinaus entspricht das Gehen vor allem dem Bewegungsdrang der unruhigen TN.

Rechnen

Dass Rechnen eine wichtige Alltagskompetenz ist, erfahren wir jeden Tag aufs Neue: Was kostet der Einkauf im Supermarkt? Ist eine Großpackung im Vergleich mit der Normalgröße wirklich günstiger? Wie viel Geld bekomme ich zurück, wenn ich mit einem 50-Euro-Schein bezahle? Auch der Umgang mit Einheiten wie Länge, Zeit, Gewicht erfordert Grundkenntnisse im Rechnen, denn ohne diese gelingt kein

Koch- oder Backrezept. Kopfrechnen gehört zu den Grundkompetenzen älterer Menschen, und auch Personen mit Demenz beherrschen oft noch das kleine Einmaleins außerordentlich gut. Psychologen erklären dieses Phänomen damit, dass die heute alten Generationen das Kopfrechnen überlernt, also immer weiter vertieft haben, obwohl sie es längst vollständig beherrschten. Rechenaufgaben sind für alte Menschen, auch von Demenz Betroffene, eine gute Möglichkeit, um Kompetenzgefühl zu vermitteln und gleichzeitig das Umgehen mit Zahlen, z. B. zum Lesen der Uhr, für die Alltagsgestaltung zu erhalten.

Strukturiertes Denken

Unser Gehirn braucht Struktur und Ordnung, um sich Dinge besser merken zu können. Besonders komplexe Informationen benötigen ein gutes Bezugs- oder Regelsystem zum Lernen und Einspeichern ins Langzeitgedächtnis. Gut strukturierte Inhalte prägen sich besser ein und lassen sich dadurch gezielter abrufen. Eine gezielte Strukturierung und Kategorisierung erhöht die geistige Leistungsfähigkeit. Werden Begriffe oder Materialien in Gruppen eingeteilt und immer wieder neu sortiert, z. B. in Blumen und Bäume oder Pflanzen und Tiere usw., fördert das die Fähigkeit, Strukturen zu bilden.

Wahrnehmung

Wahrnehmung ist die unmittelbare Beziehung zwischen dem Menschen und seiner Umwelt. Im Alltagsverständnis wird das Wahrnehmen meist auf das Sehen und Hören beschränkt. Aber erst das Zusammenspiel der verschiedenen Sinne ermöglicht dem Menschen die sinnlichen Erfahrungen, die notwendig sind, um sich in seiner Umwelt zu orientieren und Handlungen durchzuführen. Ein regelmäßiges Wahrnehmungstraining im Hinblick auf die Erhaltung oder [eingeschränkte] Wiederherstellung von Alltagskompetenzen ist von daher wichtig und notwendig. Spaziergänge, noch dazu in freier Natur, liefern dazu eine Fülle an Gelegenheiten.

Wortfindung

Wortfindung meint nicht nur das Abrufen von Wörtern aus dem Wortspeicher, sondern auch das Bewusstmachen des eigenen Wortschatzes.

Die Wortfindung betrifft den aktiven und passiven Wortschatz. Je größer dieser Wortschatz ist, desto mehr Alternativen stehen bei der Wortwahl zur Verfügung. Ein großer Wortschatz verbessert die Kommunikationsfähigkeit. Er ist je nach Alter, Beruf und Interessen unterschiedlich. Der durchschnittliche aktive Wortschatz beträgt ca. 5000 Wörter. Wir verstehen (passiver Wortschatz) aber vier bis fünfmal so viel.

Nur derjenige, dem eine ausreichende Anzahl an Wörtern zur Verfügung steht, kann seine eigenen Gedanken beschreiben und anderen Menschen seine Wünsche und Bedürfnisse mitteilen. Voraussetzung für eine gelingende sowie sach- und situationsangemessene Gesprächsführung ist ein reichhaltiger und treffsicherer Wortschatz, auch wenn dieser vom beruflichen Werdegang, den individuellen Interessengebieten und dem jeweiligen gesellschaftlichen Umfeld abhängig ist.

Personen mit einem großen Wortschatz können selbst bei beginnender Demenz noch längere Zeit Konversationen führen, da ihnen zur Beschreibung von Sachverhalten mehr Synonyme zur Verfügung stehen und Umschreibungen besser gelingen.

Tabelle | Übersicht nach Trainingsschwerpunkten

Übungs-Bezeichnung	Trainingsbereiche	Seite
Denk-Übungen während des Gehens		
Alles mit E	• Visuelle Wahrnehmung • Wortfindung • Kreativität • [Merkfähigkeit]	31
Bingo-Spaziergang	• Visuelle Wahrnehmung • Arbeitsgedächtnis • Konzentration	42
Blattkonturen	• Visuelle Wahrnehmung Formen und Größen	43
Der – die – das	• Visuelle Wahrnehmung • Wortfindung • Informationsverarbeitung • Dual-Task-Training	45
Ecke – Rose – Tor	• Visuelle Wahrnehmung • Orientierung • [Merkfähigkeit]	47
Etagenwohnungen	• Wahrnehmung • Orientierung	48
Gehen nach Zahlen	• Arbeitsgedächtnis • Visuelle Wahrnehmung	51
Hut, Stock, Regenschirm	• Konzentration • Rhythmus • Dual-Task-Training	57
Farbenspaziergang	• Arbeitsgedächtnis • Visuelle Wahrnehmung • Wortfindung	49
Fotospaziergang	• Visuelle Wahrnehmung	50
Groß, größer, am größten	• Visuelle Wahrnehmung • Arbeitsgedächtnis • Räumliche Orientierung • Wortfindung	53
Kunstwerk	• Fantasie und Kreativität	64

Übungs-Bezeichnung	Trainingsbereiche	Seite
Laubenpieper-Tour	• Visuelle Wahrnehmung • Wortfindung • Langzeitgedächtnis	66
Minutenlauf	• Schätzfähigkeit • Gehen	71
Natürlich rund	• Visuelle Wahrnehmung	72
Orientierungspfad	• Aufmerksamkeit • Visuelle Wahrnehmung • Räumliche Orientierung • Strategie	73
Runde Wörter	• Wortfindung • Merkfähigkeit	79
Sehende Hände	• Taktile Wahrnehmung • Wortfindung	82
Verse für die Fersen	• Fantasie & Kreativität • Konzentration • Rhythmus	86
Von A bis Z	• Konzentration, • Arbeitsgedächtnis • Informationsverarbeitung • Dual-Task-Training	88
Von Z bis A	• Konzentration • Arbeitsgedächtnis • Dual-Task-Training	89
Wegbeschreibung	• Handlungsanweisungen umsetzen • Informationsverarbeitung	91
Wegesrand	• Visuelle Wahrnehmung • Wortfindung	92
Zapfenkönig	• Dual-Task-Training • Wortflüssigkeit • Informationsverarbeitung	95
Bewegungs-Übungen während des Gehens		
Auf zwei Beinen	• Wortfindung • [Bewegungssteuerung]	36
Balanceakt	• Balanciergleichgewicht • [Kreativität] • [Wortfindung]	37

Übungs-Bezeichnung	Trainingsbereiche	Seite
Der – die – das	• Visuelle Wahrnehmung • Wortfindung • Informationsverarbeitung • Dual-Task-Training	45
Lachspaziergang	• Bewegung • Rhythmisierung • Entspannung	65
Parkour	• Bewegungslust wecken • Kreativität	75
Schritt für Schritt	• Gleichgewicht • Bewegungssicherheit	80
Verfolgen	• Bewegungssteuerung	85
Waschbär, Wels und Wiedehopf	• Arbeitsgedächtnis • Informationsverarbeitung	90
Denk-Übungen während der Geh-Pausen		
Adleraugen	• Visuelle Wahrnehmung • Informationsverarbeitung	30
Am Ententeich	• Informationsverarbeitung • Konzentration	32
Anagramme unterwegs	• Arbeitsgedächtnis • Visuelle Wahrnehmung • Wortfindung	34
Auf den Punkt	• Schätzvermögen • Koordination	35
Bewegtes Anagramm	• Informationsverarbeitung • Wortfindung • Reaktionsgeschwindigkeit	38
Bilderrahmen legen	• Räumliches Denken • Merkspanne	41
Der Paradiesbaum	• Visuelle Wahrnehmung • Merkfähigkeit	46
Geräuschebild	• Akustische Wahrnehmung • Räumliche Orientierung • Konzentration	52
Ich sehe was …	• Visuelle Wahrnehmung • Wortfindung • Formulieren	59

Übungs-Bezeichnung	Trainingsbereiche	Seite
It's Tea-Time	• Olfaktorische Wahrnehmung • Wortfindung • Langzeitgedächtnis	60
Kreativ mit Kennzeichen	• Fantasie und Kreativität • Wortfindung • Rechnen	63
Pantomime	• Fantasie und Kreativität • Wortfindung	74
Schüttelanagramme	• Arbeitsgedächtnis • Wortfindung	81
Vogelalphabet	• Konzentration • Wortfindung	87
Von A bis Z	• Konzentration • Informationsverarbeitung • Dual-Task-Training	88
Wolkenland	• Fantasie und Kreativität	93
Würfel-Bingo	• Informationsverarbeitung • Umsetzen von analogen Informationen in digitale	94
Zum Schluss	• Arbeitsgedächtnis • Wahrnehmung • Wortfindung	97
Bewegungs-Übungen während der Geh-Pausen		
Anagramm von Kopf bis Fuß	• Informationsverarbeitung • Merkspanne • Bewegung	33
Bewegtes Memory	• Visuelle Wahrnehmung • Differenzierung • Merkfähigkeit	40
Cross-Boccia	• Auge-Hand-Koordination	44
Hase und Jäger	• Synchrone Informationsverarbeitung • Koordination	54
Hip-Hop	• Arbeitsgedächtnis • Koordination • Kräftigung der Fuß- und Beinmuskulatur	55
Hüpfekästchen	• Gleichgewicht • Koordination	56

Übungs-Bezeichnung	Trainingsbereiche	Seite
Ich bin ein Baum	• Fantasie und Kreativität • Körperwahrnehmung	58
Klatschkreis	• Wahrnehmung • Rhythmusgefühl	61
Koordinationsleiter	• Bewegungskoordination	62
Mandala	• Visuelle und haptische Wahrnehmung • Konzentration • Kreativität	67
Mauerball	• Auge-Hand-Koordination • Reaktion • Dual-Task-Training	68
Mein Baum	• Wortfindung • Arbeitsgedächtnis • Hand-Auge-Koordination	69
Meine Beine, deine Beine	• Rhythmusgefühl • Koordination	70
Rechenball	• Arbeitsgedächtnis • Dual-Task-Training • Rechnen • Konzentration	76
Redensarten darstellen	• Kreativität • Verständnis von Sprachinformation	77
Rühr mich an	• Merkspanne • Merkfähigkeit	78
Steine schnappen	• Geschicklichkeit • Reaktion • Wortfindung • Merkfähigkeit	83
Tierpaare	• Arbeitsgedächtnis • Kommunikation	84
Zielwerfen	• Auge-Hand-Koordination	96

Verwendete Abkürzungen und Symbole

AP = Anleitende Person
TN = Teilnehmer*in

 = Aufgabe ist auch für den Spaziergang durchs Haus geeignet

 = Aufgabe ist auch für den Spaziergang durch den Garten geeignet

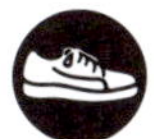 = Aufgabe ist für den Spaziergang in der Natur sowie in ländlichen oder städtischen Regionen geeignet

DENKSPAZIERGANG VON A – Z

Ab hier folgen jede Menge Aufgaben für einen Denkspaziergang, alphabetisch sortiert nach den Anfangsbuchstaben der Aufgaben-Titel. Eine tabellarische Übersicht nach Trainingsbereichen finden Sie ab S. 24.

ADLERAUGEN

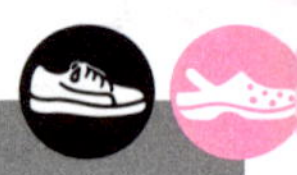

Material: Vorbereitete Kärtchen mit Gegenstandslisten.

Aufgabe:

- Die Übung findet am Platz in einer aktiven Gehpause statt.
- Vor dem Start bereitet die AP Kärtchen mit jeweils einer Liste von Dingen vor, die vom aktuellen Standort aus zu sehen sind, z. B. Birke, Narzisse, Nistkasten, Goldfischteich usw. Die Auswahl sollte so getroffen werden, dass die TN sich in alle Richtungen umdrehen müssen, um alles zu entdecken.
- Die TN schauen sich mit Adleraugen um und versuchen, alle genannten Elemente zu finden.
- Die Anzahl der gelisteten Gegenstände richtet sich nach den kognitiven Fähigkeiten der TN und nach dem Zeitfenster. Mit unterschiedlich langen Listen lässt sich die Anforderung gut individuell anpassen.

Varianten:

- Wie oben, aber die Begriffe werden nicht konkret genannt, sondern umschrieben, z. B. Baum mit zweifarbiger Rinde (Birke) oder gelb blühende Frühlingsblume usw.
- Die Listen auf den Kärtchen werden bei einem Denkspaziergang zusammen mit den TN erstellt und erst bei der nächsten Veranstaltung zum Suchen der Dinge eingesetzt.

Trainingsschwerpunkte:

- Visuelle Wahrnehmung und Informations-Verarbeitung.

Formulierungs-Vorschlag: *Beim Denkspaziergang gezielt Wahrnehmung und Informations-Verarbeitung gefördert.*

ALLES MIT E

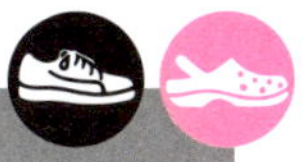

Material: Holzbuchstaben oder Buchstabenkarten, eventuell 1 Zettel und Stift je 2 TN.

Aufgabe:

- Die TN bilden Paare.
- Jedes Paar zieht einen Holzbuchstaben oder eine Buchstabenkarte.
- Gemeinsam suchen die beiden TN möglichst viele Gegenstände, die mit dem gezogenen Buchstaben beginnen, gehen dorthin und berühren sie. Wer ein W zieht, kann eine Weißtanne entdecken oder einen Wurm. Mit einem E kann ein Eichenblatt zum Ziel werden oder bei einem A gilt es, einen Ast anzusteuern.
- Viel Spaß macht es den TN, wenn ihnen ungewöhnliche Wortschöpfungen gelingen. Da wird ein Brunnen zum Wasserspender, wenn etwas mit W gesucht wird oder das Vogelhaus zur Waldkauzbehausung.

Varianten:

- Gangunsichere oder in der Mobilität stark eingeschränkte TN bleiben am Platz und deuten mit ausgestrecktem Arm auf die jeweiligen Gegenstände.
- Am Ende erstellen die TN mündlich oder schriftlich eine Liste der gefundenen Gegenstände, möglichst in der Reihenfolge, in der sie zuvor gefunden wurden.

Trainingsschwerpunkte:

- Visuelle Wahrnehmung, Wortfindung, Kreativität, Merkfähigkeit.

Formulierungs-Vorschlag: *Gezieltes Training von visueller Wahrnehmung, Wortfindung und Kreativität (eventuell zusätzlich: Merkfähigkeit).*

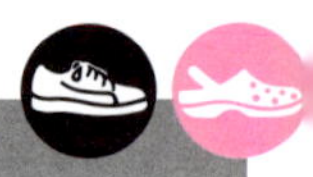

AM ENTENTEICH

Material: Keins.

Aufgabe:

- Wer unterwegs an einem Teich vorbeikommt, nutzt die Pause für eine Konzentrationsübung. Die AP erklärt zunächst genau den Ablauf.
- Eine Person beginnt mit den Worten „Eine Ente", der nächste TN in der Runde ergänzt: „mit zwei Beinen", der dritte TN erzählt weiter: „springt ins Wasser" und der vierte TN beendet den Satz mit: „plumps!" Der nächste TN beginnt wieder von vorn, nur dass sich diesmal die Anzahl der Enten erhöht: „Zwei Enten", und so geht es dann weiter: „mit vier Beinen … springen ins Wasser … plumps … plumps!" Die Anzahl der Enten, ihrer Beine und ihre Sprünge erhöht sich immer weiter – so lange, bis die Konzentration nachlässt.

Varianten:

- Das Wort „plumps" darf von jedem TN nur einmal gesagt werden.
- „Ein Frosch … mit vier Beinen … springt ins Wasser … Quak!"
- Zu den einzelnen Satzteilen werden Bewegungen ausgeführt, z. B. bei „Ente" = die Arme anwinkeln und flattern, bei der genannten Anzahl Beine = die entsprechende Menge Finger zeigen, bei „springt ins Wasser" = Arme hochheben.

Trainingsschwerpunkte:

- Arbeitsgedächtnis mit Schwerpunkt Informationsverarbeitung, Konzentration, Durchhaltevermögen.

Formulierungs-Vorschlag: *Gezielt die Bereiche Arbeitsgedächtnis mit Schwerpunkt Informationsverarbeitung und Konzentration gefördert.*

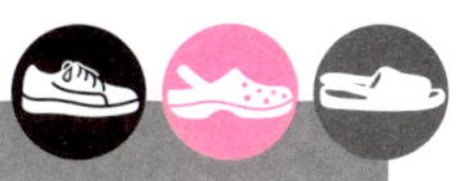

ANAGRAMM VON KOPF BIS FUSS

Material: Keins.

Aufgabe:

- Die AP nennt ein Wort, das nicht zu lang ist und möglichst viele unterschiedliche Buchstaben beinhaltet. Gemeinsam mit den TN werden nun alle Buchstaben an einzelnen Körperteilen verortet.
- Beispiel: RABE
  - Das „R" wird am Kopf abgelegt ...
  - Das „A" wird an den Hals geheftet ...
  - Das „B" passt genau auf die Hüften ...
  - Das „E" liegt auf den Knien ...
- Wenn die Buchstaben und ihre Stellen am Körper gut eingeübt sind, nennt die AP Begriffe, die aus diesen Buchstaben gebildet werden können, wie z. B. Bar, Baer, ab, er, aber ...
- Die TN sprechen das Wort nach und fassen die jeweiligen Körperteile in der entsprechenden Reihenfolge an.

Varianten:

- Kognitiv schwächeren TN nennt die AP kurze, fitten längere Wörter.
- Kognitiv sehr fitte TN memorieren die Begriffe noch einmal nach dem Spaziergang.

Trainingsschwerpunkte:

- Arbeitsgedächtnis (Informationsverarbeitung und Merkspanne), Bewegungssteuerung, Körperschema.

Formulierungs-Vorschlag: *Gezielt die Bereiche Merkfähigkeit, Informationsverarbeitung, Bewegungssteuerung und Körperschema gefördert.*

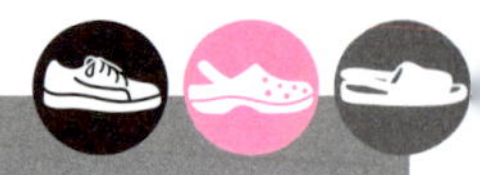

ANAGRAMME UNTERWEGS

Material: Keins.

Aufgabe:

- Unterwegs gibt es viel zu lesen: Schilder mit Namen von Straßen, Plätzen und Brücken, Firmen- und Ladenschilder, Plaketten usw. Diese nutzen wir gerne für Wortfindungsübungen. Welche weiteren Wörter lassen sich aus den Buchstaben der Bezeichnungen bilden? Nicht alle Buchstaben müssen verwendet werden.
- Beispiel: KLEIBERWEG
- Daraus lassen sich u.a. folgende Begriffe bilden: Ei, wir, Weg, Kleiber, Berg, Brei, Lieb, Igel, Bier, Lieb, Kiel, Leber, Weile … Wir haben über 150 Wörter gefunden.

Varianten:

- Variante im Haus: Namensschilder an den Zimmertüren, Wegweiser usw. nutzen.
- Kognitiv sehr fitte TN memorieren die Begriffe noch einmal nach dem Spaziergang.
- Kognitiv schwächeren TN Hilfestellung geben, z.B. durch gezielte Hinführung. Im o.g. Beispiel: Hier versteckt sich ein alkoholhaltiges Getränk (Bier).

Trainingsschwerpunkte:

- Arbeitsgedächtnis, visuelle Wahrnehmung, Wortfindung.

Formulierungs-Vorschlag: *Gezielt die Bereiche Informationsverarbeitung, Merkfähigkeit, visuelle Wahrnehmung, Wortfindung gefördert.*

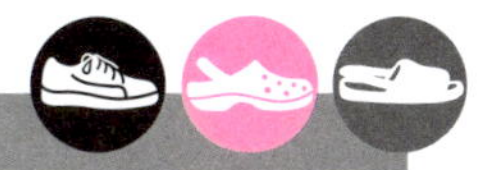

AUF DEN PUNKT

Material: Keins.

Aufgabe:

- Die Übung findet am Platz statt.
- Von einem festgelegten Ausgangspunkt aus schätzen die TN, wie viele Schritte es bis zu einem vereinbarten Ziel, z. B. der Birke, dem Vogelhaus, dem Brunnen … sind.
- Alle TN geben ihre Schätzung für die eigene Schrittlanzahl ab und gehen anschließend bis zum Ziel. Wer hat „auf den Punkt" getroffen? Oder wer ist der eigenen Schätzung am nächsten gekommen?

Variante:

- Es wird paarweise gespielt. A schätzt, wie viele Schritte B benötigt und umgekehrt.

Trainingsschwerpunkte:

- Training des Schätzungsvermögens und der Koordination.

Formulierungs-Vorschlag: *Gezieltes Training von Distanz-Schätzungsvermögen, Koordination und visueller Wahrnehmung.*

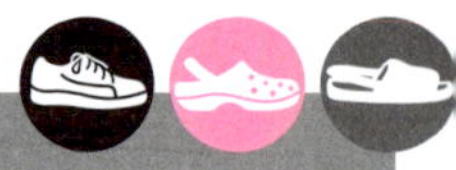

AUF ZWEI BEINEN

Material: Keins, eventuell Schreibmaterial.

Aufgabe:

- Die TN bewegen sich paarweise auf Wegen, in Fluren oder kreuz und quer in einem abgegrenzten Raum gehend.
- Dabei geht es darum, unterschiedliche Begriffe für das Fortbewegen auf zwei Beinen zu finden,
  z. B. gehen, laufen, rennen spazieren, walken, wandern, marschieren, schreiten, stolzieren, trippeln, stelzen, trampeln usw.
- Bei Bedarf können die Wörter am Ende noch einmal erinnert und aufgeschrieben werden – am Flipchart, auf Zetteln oder an einer Tafel.

Variante:

- Wie oben, aber die genannten Begriffe werden durch unterschiedliche Gangarten ganz praktisch in Bewegung umgesetzt.

Trainingsschwerpunkte:

- Wortfindung, eventuell zusätzlich Bewegungssteuerung.

Formulierungs-Vorschlag: *In der Fortbewegung Wortfindung (und eventuell zusätzlich: Bewegungssteuerung) gefördert.*

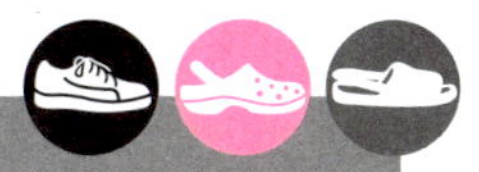

BALANCEAKT

Material: Keins bzw. eventuell, je nach Gelände, Straßenkreide oder im Haus Theraband.

Aufgabe:

- Die AP wählt fürs Training ein geeignetes Gelände aus, das erkennbare Linien in Form von Fugen zwischen Platten oder Wegzeichnungen aufweist (notfalls mit Straßenkreide aufzeichnen).
- Die TN folgen immer einer gedachten Linie, d. h. sie balancieren an den Fugen entlang.
- Hinweis: Bei sturzgefährdeten TN auf Haltemöglichkeiten in Form von Handläufen oder Hilfsmitteln wie Gehbock oder Rollator achten, gegebenenfalls begleiten. Für Sitzgelegenheiten unterwegs sorgen.

Varianten:

- Unterwegs (Doppelaufgabe | Dual Tasking) oder zwischendurch sammeln die TN Assoziationen, Gedankenverbindungen zum Stichwort Balance – Gleichgewicht, Ausgewogenheit, Gleichklang, Waage …
- Variante im Haus: Entlang an Fliesenfugen oder auf einem ausgelegten Theraband einen Fuß vor den anderen setzen, dabei z. B. einen Plastikbecher auf der ausgestreckten Handfläche balancieren.

Trainingsschwerpunkte:

- Gleichgewicht, bei der Variante zusätzlich Kreativität und Wortfindung.

Formulierungs-Vorschlag: *Balanciergleichgewicht trainiert [eventuell in Kombination mit Kreativität und Wortfindung].*

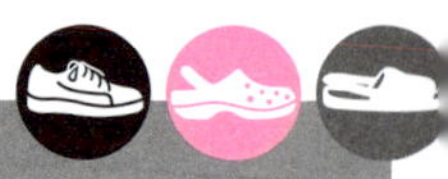

BEWEGTES ANAGRAMM

Material: Für jede Gruppe (4 Personen) sind 4 stabile farbige Karten mit je zwei Buchstaben beschriftet.

Aufgabe:

- Die Übung macht am meisten Spaß, wenn Kleingruppen gegeneinander antreten. Die Kartensets der Gruppen unterscheiden sich durch die Farben, z. B. bekommt Gruppe 1 gelbe und Gruppe 2 hellblaue Karten.
- Die Karten sind wie folgt beschriftet:
  Karte 1: Vorderseite A – Rückseite T
  Karte 2: Vorderseite E – Rückseite U
  Karte 3: Vorderseite F – Rückseite B
  Karte 4: Vorderseite R – Rückseite L
- Jeder TN einer Kleingruppe hält 1 Buchstabenkarte in der Hand. Die AP nennt Begriffe, jeder TN wählt die Vorder- oder Rückseite seiner Karte aus und stellt sich mit der Gruppe in die richtige Position „seines" Buchstabens. Die Gruppe, die das richtige Wort schneller anzeigt, erhält einen Punkt. Am Schluss gewinnt die Gruppe, welche mehr Punkte gesammelt hat.
- Folgende Begriffe können gebildet werden:

ABER	LEBT	LAU	BAER	URFT	ELBA
BLAU	FLAU	FRAU	ERBT	ERFT	RUFT
BERT	FAUL	FLUT	RABE	FURT	ABEL
LUFT	BLUT	LAUB	RAUB	BRUT	RAUF

Varianten:

- Für kognitiv fittere TN: Die AP umschreibt die Begriffe.
- TN im Rollstuhl oder mit einer Mobilitätseinschränkung tauschen die Karten im Sitzen.

Trainingsschwerpunkte: Informationsverarbeitung, Reaktionsgeschwindigkeit, Wortfindung.

Formulierungs-Vorschlag: *Gezielt die Bereiche Informationsverarbeitung. Reaktionsgeschwindigkeit und Wortbildung gefördert.*

BEWEGTES MEMORY

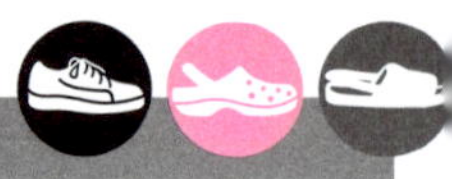

Material: Keins.

Aufgabe:

- Die Übung findet wahlweise am Platz (sitzend oder stehend) oder in der Fortbewegung statt.
- Die TN bilden Paare. Ein Paar ist das Rateteam.
- Die übrigen Paare überlegen sich, ungesehen vom Rateteam, jeweils eine Bewegung, z. B. Marschieren am Platz, Pendeln mit dem rechten Arm, Wippen mit dem linken Fuß usw.
- Jedes Paar stellt seine Bewegung kurz vor, um sicherzustellen, dass keine doppelt vorkommt. Dann trennen sich die Paare und verteilen sich – suchen sich einen Sitz- oder Standplatz oder gehen im Spielfeld umher.
- Die Spieler vom Rateteam tippen jeweils einen TN an. Diese Person zeigt kurz die zuvor vereinbarte Bewegung und erstarrt danach wieder.
- Das Rateteam tippt, beobachtet, merkt sich Personen und Bewegungen und bringt am Ende möglichst alle Paare, also die Personen mit gleicher Bewegung, zusammen.

Varianten:

- Bedeutend einfacher wird es, wenn die TN ihre Bewegungen permanent ausführen.
- Platzieren sich die TN „in Reih und Glied", wird es fürs Rateteam deutlich einfacher.

Trainingsschwerpunkte:

- Visuelle Wahrnehmung, Differenzierung und Merkfähigkeit.

Formulierungs-Vorschlag: *Visuelle Wahrnehmung und Differenzierung sowie Merkfähigkeit trainiert.*

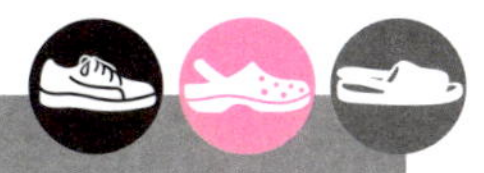

BILDERRAHMEN LEGEN

Material: Je Paar ca. 10 kleine Gegenstandspaare – 2 Kastanien, 2 gleiche Blätter, 2 Kieselsteine usw. (gemeinsam in der Natur suchen!); Zweige, Schnüre oder Straßenkreide zum Markieren der Bilderrahmen – 2 Rahmen je Paar.

Aufgabe:

- A und B nehmen sich je einen Satz der vorhandenen Gegenstände.
- A ordnet die Materialien im eigenen Rahmen an, gestaltet damit ein Bild. B legt möglichst in gleicher Anordnung nach.
- Wie oben, aber A dreht sich um oder schließt die Augen. B gestaltet ein Bild. A betrachtet dies anschließend für wenige Sekunden – etwa 1 Sekunde je Gegenstand. B deckt das Bild zu und A versucht, mit die Gegenstände im eigenen Rahmen ebenso anzuordnen.
- Mit wenigen Elementen, z. B. 3 Teile, beginnen und nach Möglichkeit langsam steigern.

Variante:

- Anstelle der Merkspanne wird das längerfristige Behalten geübt. Vorgehen wie oben, aber die Vorlage darf intensiv betrachtet werden. Danach erfolgt eine kurze Ablenkung, z. B. eine Rechenaufgabe o. Ä. und erst danach wird aus der Erinnerung nachgelegt.

Trainingsschwerpunkte:

- Räumliches Denken und Merkspanne.

Formulierungs-Vorschlag: *Gezieltes Training von Merkspanne und räumlich-konstruktiven Fähigkeiten.*

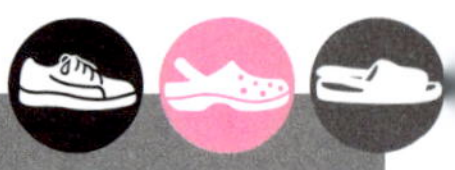

BINGO-SPAZIERGANG

Material: Je TN 1 vorbereiteter Bingo-Bogen, Stifte.

Aufgabe:

- Die AP bereitet einen Bingo-Bogen mit Begriffen, Bildern und Symbolen für Dinge vor, die es unterwegs auf dem Spaziergang zu entdecken gilt. Jeder TN erhält eine Kopie und einen Stift.
- Wer zuerst vier Sachen entdeckt und bei sich markiert hat, die in einer waagerechten, senkrechten oder diagonalen Reihe gefragt sind, ruft laut „Bingo".
  - Im Beispiel: Fünf Rehe im Wald oder die Zahl „5" auf einem Hinweisschild sind zwei Möglichkeiten.

Ahorn	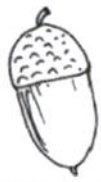	**Etwas Duftendes**	**5**
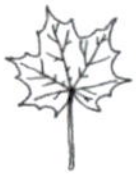	**Ei**	**Rosen-strauch**	**Findling**
Papier-korb	**Tier**	**Wort mit „B"**	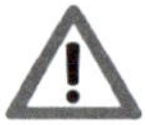
Kamin-holz	**Garten-zwerg**	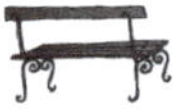	**Pilze**

Trainingsschwerpunkte:

- Visuelle Wahrnehmung, Arbeitsgedächtnis, Konzentration.

Formulierungs-Vorschlag: *Gezielt die Bereiche visuelle Wahrnehmung, Arbeitsgedächtnis und Konzentration gefördert.*

BLATTKONTUREN

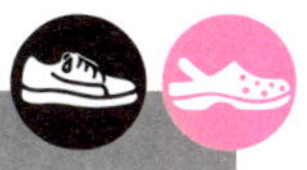

Material: Laminat-Vorlagen mit Blattkonturen.

Aufgabe:

- Die AP bereitet vor dem Denkspaziergang DIN-A-4-Blätter vor, die laminiert werden. Auf jeder Seite sind 2, 3 oder 4 Konturen verschiedener Blätter abgebildet, z. B. ein Buchen-, ein Ahorn- und ein Eichenblatt. Dabei werden solche Blätter gewählt, die in der eigenen Umgebung tatsächlich zu finden sind.
- Unterwegs halten die TN die Augen offen und suchen zu ihrer Vorlage die passenden Blätter, also je 1 Stück der abgebildeten Baum- oder Straucharten.

Varianten:

- Wie oben, aber nicht nur die Baumart soll stimmen, sondern zusätzlich möglichst genau die Blattgröße, so dass die Fundstücke weitgehend deckungsgleich mit der jeweiligen Vorlage sind.
- Die Aufgabe wird gemeinsam mit den TN an einem anderen Termin vorbereitet: Alle suchen unterschiedliche Blätter und zeichnen deren Konturen ab.

Trainingsschwerpunkte:

- Visuelle Detail-Wahrnehmung von Formen und Größen.

Formulierungs-Vorschlag: *Beim Denkspaziergang gezielt visuelle Wahrnehmung von Formen und Größen trainiert.*

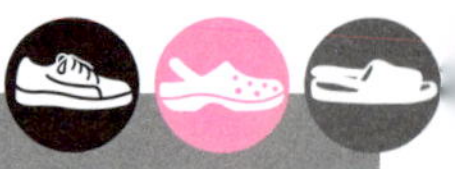

CROSS-BOCCIA

Material: Cross-Boccia-Bälle. Als Alternative waschbare Säckchen in unterschiedlichen Farben mit Kirschsteinen füllen.

Aufgabe:

- Cross-Boccia-Bälle sind handliche, mit Granulat gefüllte Stoffbälle, die ähnlich wie normale Boule- oder Boccia-Bälle zum Einsatz kommen. Man kann sie überall einsetzen – in der Stadt, im Wald, im Garten oder sogar in den eigenen vier Wänden. Die Umgebung kann zudem vollständig ins Spiel eingebunden werden, z. B. beim Werfen vom Balkon in den Garten.
- Die TN sitzen auf Bänken, auf ihrem Rollator oder in ihrem Rollstuhl.
- Zunächst wird von einem frei wählbaren Ausgangspunkt der „Marker" geworfen – ein Ball, der das Ziel markiert. Danach werfen alle Spieler von diesem Ausgangspunkt ihren Ball zum Ziel: der TN, dessen Bocciaball dem Marker am nächsten liegt, bekommt einen Punkt. Im Anschluss an mehrere Durchgänge werden die Punkte zusammengezählt.

Varianten:

- Die Bälle durch die Beine hindurch werfen.
- Die Bälle [während des Gehens] auf dem Kopf balancieren.

Trainingsschwerpunkte:

- Hand-Auge Koordination.

Formulierungs-Vorschlag: *Gezielt den Bereich Hand-Auge Koordination gefördert.*

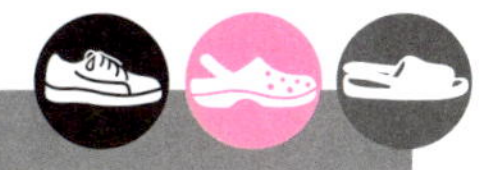

DER – DIE – DAS

Material: Keins.

Aufgabe:

- In einer Pause schlägt die AP jeweils eine Bewegungsabfolge für die Artikel DER | DIE | DAS vor, z. B.:
  DER = die Arme im Rhythmus des Gehens schlenkern,
  DIE = kurz auf der Stelle gehen und dabei die Beine hoch heben.
  DAS = Seitbeuge: Breitbeinig hinstellen, die Arme angewinkelt in die Hüften stemmen. Soweit es geht, den Oberkörper zur rechten Seite beugen, kurz halten, dann zur linken Seite.
- Nun geht es los. Während des Gehens bestimmen die TN selbst durch Nennung eines Substantives, welche Bewegung gerade auszuführen ist.
- Unterwegs nennt immer abwechselnd ein TN etwas, was er gerade sieht, ohne dabei den Artikel mitzusprechen – also z. B. „Verkehrsschild", „Amsel", „Stein", „Auto", die TN führen jeweils die entsprechende Bewegung aus.

Varianten:

- Die TN überlegen selbst Bewegungsabfolgen für die drei Artikel.
- Die TN nennen 2, 3, 4 oder 5 Begriffe. Die passenden Bewegungen werden erst nach Nennung des letzten ausgeführt. (→ Merkspanne).

Trainingsschwerpunkte:

- Visuelle Wahrnehmung, Wortfindung, Informationsverarbeitung, Dual Tasking (Doppelaufgabe).

Formulierungs-Vorschlag: *Gezielt die Bereiche visuelle Wahrnehmung, Wortfindung, Informationsverarbeitung und Dual Tasking in Bewegung gefördert.*

DER PARADIESBAUM

Material: Verschiedene Kleinmaterialien, z. B. Gitterball, bunte Bänder, Weihnachtskugel, Osterei, Stofftier … und Fäden zum Aufhängen.

Aufgabe:

- Die Übung findet am Platz rund um einen Baum statt.
- Vor Beginn hat die AP den Baum vorbereitet und in einen Paradiesbaum verwandelt, an dem merkwürdige Früchte baumeln. Da hängen ein Plüschaffe, farbige Bänder, glitzernde Kugeln, bunte Ringe usw. überall verteilt.
- Die TN umrunden und betrachten den Baum mit seinem seltsamen Schmuck. Dabei versuchen sie, möglichst alles wahrzunehmen, was normalerweise nicht dorthin gehört.
- Je nach kognitiven Fähigkeiten sollen die TN die Gegenstände nur zählen oder sich merken und anschließend, sobald der Baum nicht mehr im Blickfeld ist, erinnern.

Variante:

- Wie oben, aber im Baum hängen anstelle der kuriosen Gegenstände beschriftete Karten mit Buchstaben oder Zahlen. Daraus lassen sich im Anschluss Wörter bilden oder Rechenaufgaben lösen.

Trainingsschwerpunkte:

- Visuelle Wahrnehmung und Merkfähigkeit.

Formulierungs-Vorschlag: *Gezieltes Training von visueller Wahrnehmung und Merkfähigkeit durchgeführt.*

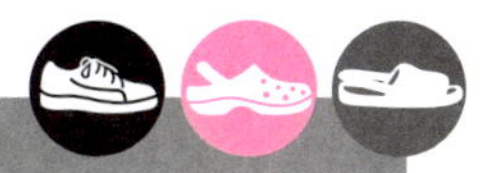

ECKE – ROSE – TOR

Material: Keins.

Aufgabe:

- Es geht darum, die überschaubare Umgebung bewusst wahrzunehmen und immer neue Punkte anzusteuern. Dabei bewegen sich die TN von einem Etappenziel zum nächsten, ohne zu Beginn einen endgültigen Zielpunkt zu definieren.
- Günstig ist, wenn die TN paarweise unterwegs sind und abwechselnd jeweils einen Zielpunkt nennen.
- Am Start schauen sich die TN um und ein TN nennt einen Anlaufpunkt im Umkreis von z. B. 10 Metern. So sagt A z. B. „Ecke", zeigt gegebenenfalls zusätzlich in die Richtung und alle bzw. die beiden TN, die ein Paar bilden, begeben sich dorthin. Dort angekommen, sagt B „Rose" und deutet in die Richtung. Ist dieses Etappenziel erreicht, wird das nächste benannt, vielleicht ein Gartentor …

Variante:

- Wie oben, aber die TN sollen sich die Etappenziele merken, möglichst in der Reihenfolge, in der sie angesteuert wurden. Später werden die einzelnen Etappenziele noch einmal memoriert – vielleicht auch mit eingeflochtenen Erlebnissen.

Trainingsschwerpunkte:

- Visuelle Wahrnehmung, Orientierung und [bei der Variante] Merkfähigkeit.

Formulierungs-Vorschlag: *Beim Denkspaziergang visuelle Wahrnehmung, Orientieren im Gelände und [bei der Variante] Merkfähigkeit trainiert.*

ETAGENWOHNUNGEN

Material: Keins, eventuell Schreibmaterial.

Aufgabe:

- Die TN betrachten ihre Umgebung und teilen sie gedanklich in 3 Etagen ein –
  - unter der Erde,
  - am Boden bis Taillenhöhe,
  - von der Taille bis ganz weit oben.
- Unterwegs wird genau beobachtet und überlegt: Wer oder was „wohnt" unter der Erde (Wurzeln, Maulwurf …), wer oder was in der mittleren Etage (Sträucher, Laub, Moos …) und wer oder was oben (Bäume, Vögel, Schmetterlinge …)?
- Wer möchte, sammelt am Ende die Beobachtungen, schreibt Genanntes auf.

Varianten:

- Am Ziel die gefundenen „Bewohner" optisch in die 3 Etagenwohnungen verteilen. Dazu für jeden genannten Begriff einen Zettel schreiben. Alle Zettel mischen und auf einem Plakat mit 3 Etagen den jeweiligen Ebenen zuordnen.
- Findet der Denkspaziergang im Haus statt, ist die Einteilung wie folgt: flach auf dem Boden, bis Taillenhöhe und darüber. Interessanter ist die Aufgabe allerdings im Freien.

Trainingsschwerpunkte:

- Wahrnehmung und räumliche Orientierung.

Formulierungs-Vorschlag: *Bewusstes Wahrnehmen, vorrangig visuell, und Orientieren im Raum trainiert.*

FARBENSPAZIERGANG

Material: Keins, evtl. Farbkärtchen.

Aufgabe:

- Vor dem Spaziergang wird festgelegt, welche Farbe im Mittelpunkt des Spaziergangs stehen soll: Blau, Gelb, Grün oder Rot.
- Beispiel: Die Gruppe hat sich für die Farbe „Rot" entschieden. Nun suchen die TN unterwegs alles, was rot ist: die Anemone am Wegesrand, der Käfer, das rote Stopp-Schild, der rote Pullover einer Passantin, ein rotes Auto …

Varianten:

- Die TN ziehen eine Farbkarte und treffen so die Farbauswahl per Zufall.
- Die roten Dinge werden unterwegs mit dem Smartphone fotografiert.
- Kognitiv sehr fitte TN memorieren die Begriffe noch einmal nach dem Spaziergang.

Trainingsschwerpunkte:

- Arbeitsgedächtnis, visuelle Wahrnehmung, Wortfindung.

Formulierungs-Vorschlag: *Gezielt die Bereiche Merkfähigkeit, visuelle Wahrnehmung, Wortfindung gefördert.*

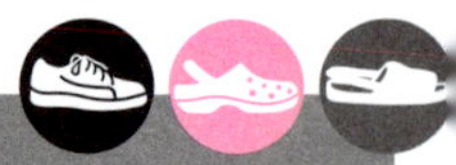

FOTOSPAZIERGANG

Material: Aufgabenblatt mit Fotos von Dingen, die an der Wegstrecke zu sehen sind – in Folge ihres Auftauchens auf der Tour oder durcheinander. Alternativ Kärtchen mit Einzelfotos, um innerhalb der Gruppe im Schwierigkeitsgrad zu differenzieren.

Aufgabe:

- Die AP muss die Wegstrecke vorher abgehen und entsprechende Fotos machen. Dabei achtet sie darauf, Dinge zu fotografieren, die sich nicht kurzfristig verändern. Sonst gibt es später Überraschungen …
- Zu Beginn erhält jeder Teilnehmer ein Blatt mit entsprechenden Fotos von Dingen, die sich an der Wegstrecke befinden. Diese gilt es in der Realität zu entdecken.
- Während des Spaziergangs ruft derjenige, der etwas entdeckt hat, laut „Stopp". Alle nutzen noch einmal die Gelegenheit, sich umzusehen und das Objekt zu entdecken, bevor der erste TN auflösen darf.
- Kommt die Gruppe an einem Objekt vorbei, das auf der Vorlage zu sehen ist und niemand bemerkt es, bleibt die AP stehen und fordert die TN auf, sich genau umzusehen.

Varianten:

- Je nach gewünschtem Schwierigkeitsgrad Fotos mit Detailausschnitten wählen (z. B. die Tür einer kleinen Kapelle).
- Variante im Haus: Dekorationen, Wegweiser usw. nutzen.

Trainingsschwerpunkt:

- Visuelle Wahrnehmung.

Formulierungs-Vorschlag: *Gezielt den Bereich visuelle Wahrnehmung im Umfeld gefördert.*

GEHEN NACH ZAHLEN

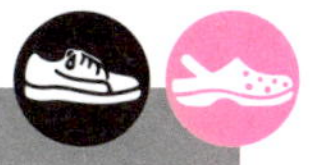

Material: Große Zahlenkarten, Material zum Befestigen (je nach Untergrund Haftkleber, Tesakrepp, Pinnadeln, Bänder …).

Aufgabe:

- Je nach Zeitfenster, Fitness der TN und Gelände hängt die AP eine Reihe von großen, gut sichtbaren Zahlen aus. Nach Möglichkeit sollte immer der Zahlenraum mindestens bis 12 trainiert werden, um die Fähigkeit des Uhrlesens zu erhalten.
- So sind z. B. die Zahlen von 1 bis 12 unstrukturiert am Gartenzaun, an Sträuchern, an Bäumen … befestigt.
- Die TN steuern gehend die Zahlen in aufsteigender Reihenfolge an. Je gründlicher die Zahlenfolge gemischt wurde, desto länger die Gehstrecke und desto schwieriger die Orientierung. Damit sich alle selbst orientieren müssen und nicht „blind" anderen folgen, beginnen alle bei unterschiedlichen Zahlen. Bei 5 TN und 15 Zahlen startet Person A bei 1, B bei 4 und E bei 13. E sucht nach der 13 die 14, die 15 und setzt bei 1 fort und endet bei 12.

Varianten:

- Die TN gehen bestimmte Ziffernfolgen ab, z. B. die eigene Telefonnummer, das Geburtsdatum usw. Bei dieser Aufgabe eine Karte mit der Null hinzufügen!
- Anstelle von Zahlen werden Buchstaben ausgehängt.

Trainingsschwerpunkte:

- Arbeitsgedächtnis, visuelle Wahrnehmung.

Formulierungs-Vorschlag: *In Fortbewegung das Arbeitsgedächtnis trainiert mit Zahlen im Bereich von 1 bis X [X ersetzen durch die höchste Zahl, die im Einsatz war].*

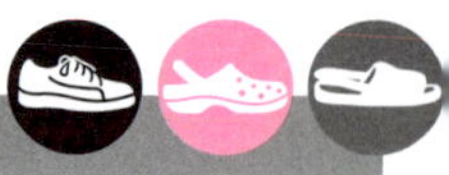

GERÄUSCHEBILD

Material: Je TN 1 Blatt Papier und 1 Stift, eventuell Schreibbretter.

Aufgabe:

- Die Übung findet am Platz im Sitzen statt.
- Jeder TN hat ein Blatt Papier vor sich – zuvor von der AP vorbereitet oder selbst eingeteilt – mit 4 Zonen: vorn, hinten, links, rechts.
- In einem festgelegten Zeitraum, z. B. 5 Minuten, wird nicht gesprochen und alle lauschen konzentriert, welche Geräusche sie wahrnehmen. Alles Gehörte wird auf dem Blatt der Richtung zugeordnet, aus der der Reiz kam.

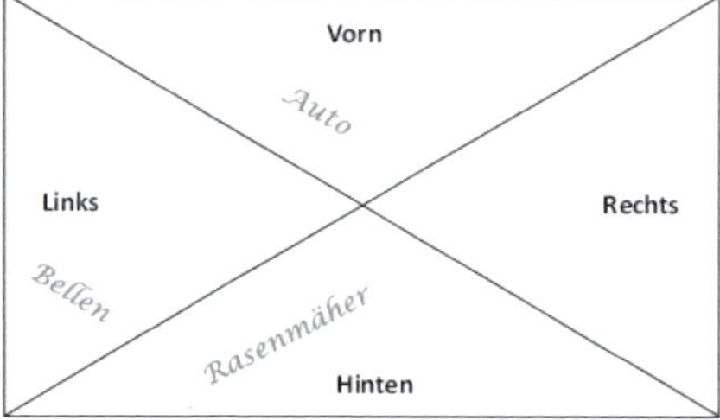

Variante:

- Die TN stellen die Geräuscherzeuger zeichnerisch dar.

Trainingsschwerpunkte:

- Akustische Wahrnehmung, räumliche Orientierung, Konzentration

Formulierungs-Vorschlag: *Akustische Wahrnehmung und räumliches Zuordnen von Reizen geübt. Gleichzeitig wurde Konzentration gefördert.*

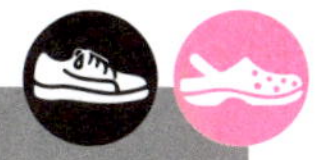

GROSS – GRÖSSER – AM GRÖSSTEN

Material: Keins.

Aufgabe:

- Jeder TN schaut unterwegs, was an großen Dingen zu sehen ist (Hochhaus, Berg etc.). Gemeinsam in der Gruppe werden die Begriffe ihrer Größe nach strukturiert: groß, hünenhaft, baumlang, riesig, gigantisch.
- Beispiele: Pferd – Litfaßsäule – Tanne – Eiche – Villa – Mehrfamilienhaus – Hochhaus – Hochspannungsmast …

Varianten:

- Gesucht werden absteigend immer kleiner werdende Begriffe. Beispiele: Kinderwagen – Papierkorb – Verkehrsschild – Blatt – Amsel – Spatz – Ameise.
- Abwechselnd Dinge nennen, die größer sind als ein Mensch und kleiner als eine Streichholzdose.

Trainingsschwerpunkte:

- Visuelle Wahrnehmung, Arbeitsgedächtnis, räumliche Orientierung, Wortfindung und Strukturbildung.

Formulierungs-Vorschlag: *Gezielt die Bereiche visuelle Wahrnehmung, räumliche Orientierung, Arbeitsgedächtnis und Strukturbildung gefördert.*

HASE UND JÄGER

Material: Keins.

Aufgabe:

- Ziel ist, zwei Figuren mit den Fingern zeigen zu können, und diese jeweils zwischen linker und rechter Hand zu wechseln. Und so geht's:
  - Hase: Mittel- und Zeigefinger ausstrecken („Victory-Symbol"), diese stellen die Hasenohren dar. Der Daumen sowie Ringfinger und kleiner Finger sind eingeklappt.
  - Jäger: Zeigefinger und Daumen formen eine Pistole. Die übrigen Finger sind angelegt.
- Diese Grundfiguren werden eingeübt, zunächst mit der rechten Hand beide Figuren im Wechsel, dann mit der linken.
- Anschließend folgt die Steigerung: Die linke Hand formt die Hasenohren, zeitgleich zielt die rechte Hand als Jäger.
- Wenn diese Aufgabe beherrscht ist, wechseln sich beide Hände synchron mit den Figuren ab.

Varianten:

- Kognitiv und motorisch schwächere TN singen das Lied „Zwischen Berg und tiefem, tiefem Tal saßen einst zwei Hasen" und formen dabei die jeweilige Figur.
- Die AP erzählt eine Geschichte, in der ein Hase und ein Jäger vorkommen. Die TN formen auf Ansage die jeweilige Figur.

Trainingsschwerpunkte:

- Synchrone Informationsverarbeitung, Koordination.

Formulierungs-Vorschlag: *Gezielt synchrone Informationsverarbeitung und Koordination mit Fingerübung gefördert.*

HIP-HOP

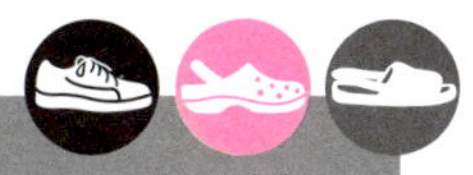

Material: Keins.

Aufgabe:

- Alle nutzen die Sitzgelegenheiten, die gerade vor Ort verfügbar sind.
- Nun werden die Füße benannt: Linker Fuß = HIP, rechter Fuß = HOP. HIP und HOP können drei Bewegungen ausführen, beispielsweise bedeutet
  - 1 = vorne auftippen,
  - 2 = zur Seite,
  - 3 = nach hinten.
- Auf Zuruf wird die passende Bewegung jeweils 3 x nacheinander ausgeführt, z. B. HIP 2, HOP 1 oder HOP 3, HIP 1.

Varianten:

- Für kognitiv schwächere TN genügt es, bei HIP den linken, bei HOP den rechten Fuß beliebig zu bewegen.
- Weitere Bewegungsabfolgen überlegen, z. B.
  - 4 = TN schieben die Fußspitze nach außen. Die Fersen und Knie bleiben dabei zusammen.
  - 5 = Hacke-Spitze
- Mit HIP oder HOP den Namen auf den Boden „schreiben".

Trainingsschwerpunkte:

- Training des Arbeitsgedächtnisses in Kombination mit Fuß-/Beinübungen, der Beweglichkeit und Koordination sowie die Kräftigung der Fuß- und Beinmuskulatur.

Formulierungs-Vorschlag: *Gezieltes Beintraining mit Förderung der Informationsverarbeitung durchgeführt.*

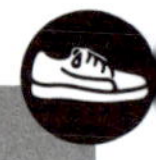

HÜPFEKÄSTCHEN

Material:

- Straßenkreide, ein kleiner flacher Kieselstein.

Aufgabe:

- Senioren kennen es noch aus ihrer Kinderzeit als „Himmel und Hölle", als „Hopse" oder unter der Bezeichnung „Hüpfekästchen". Warum es im Alter nicht noch einmal ausprobieren?
- Auf eine ebene Bodenfläche wird mit Kreide das Hüpfekästchen-Spielfeld aufgemalt.
- Nun geht es los, wenn auch jetzt – im Alter – gehend statt hüpfend: Einfach in kleinen Schrittkombinationen die entsprechenden Felder abgehen.

Varianten:

- In ihrer Bewegung eingeschränkte TN erzählen, welche Muster sie als Kind gemalt und gesprungen haben.
- Wer nicht gehen kann, wirft kleine Kieselsteine in entsprechender Folge in die einzelnen Felder und trainiert so die Auge-Hand-Koordination.
- Wenn die Enkel zu Besuch sind und beim Denkspaziergang mitmachen, können diese beim Hüpfen angefeuert werden.

Trainingsschwerpunkte:

- Balance, Koordination.

Formulierungs-Vorschlag: *Mit Schrittübungen gezielt Gleichgewicht als Teilbereich der Koordination gefördert.*

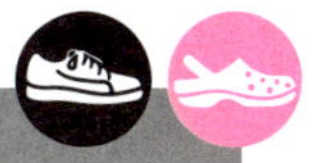

HUT – STOCK – REGENSCHIRM

Material: Keins.

Aufgabe:

- Diesen Klassiker kennen alle noch aus der Kindheit. Die Eltern haben auf langen, für die Kinder manchmal zähen Wegen, den folgenden „Schrittreim" aufgesagt:
  - Eins und zwei und drei und vier
  - und fünf und sechs und sieben und acht
  - ein Hut – ein Stock – ein Regenschirm
  - und vorwärts, rückwärts, seitwärts, ran …

- Die TN beginnen mit dem rechten Fuß und schreiten im Rhythmus des Liedes. Nach Ende des Verses geht es wieder von vorne los.

Varianten:

- Bei „Hut" den imaginären Hut zum Gruß lüften, den Regenschirm über den Kopf halten, bei „vorwärts" stehen bleiben und einen kleinen Tipp mit dem rechten Fuß nach vorne machen, bei „rückwärts" nach hinten, bei „seitwärts" nach rechts und bei „ran" den rechten Fuß anstellen. Danach beginnt das Lied wieder von vorn.
- In manchen Gegenden heißt es nicht „Regenschirm", sondern „Damenunterrock" – oder als Ergänzung noch „Hacke, Spitze, hoch das Bein". Hier sind der Fantasie keine Grenzen gesetzt.

Trainingsschwerpunkte:

- Langzeitgedächtnis, Rhythmus, Konzentration, Dual Tasking.

Formulierungs-Vorschlag: *Gezielt mit rhythmischer Bewegungsübung Konzentration und Dual Tasking gefördert.*

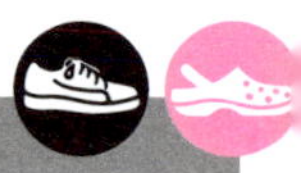

ICH BIN EIN BAUM

Material: Keins.

Aufgabe:

- Die Übung findet am Platz statt, nach Möglichkeit in stehender Position.
- Zu Beginn werden verschiedene Baumarten mit ihren charakteristischen Merkmalen besprochen. Eine Eiche sieht anders aus als eine Trauerweide. Für die anschließende Aufgabe sollten die Unterschiede allen TN bekannt sein. Wie sieht eine Tanne aus? Woran lässt sich eine Pappel erkennen? usw.
- Die TN stellen nacheinander jeder einen beliebigen Baum dar, indem sie eine entsprechende Körperhaltung einnehmen. Die Gruppe rät, um welchen Baum es sich jeweils handelt.

Variante:

- Wie oben, aber die TN geben jeweils einer Person, gegebenenfalls der AP, mit Worten Anweisungen, welche Haltung sie einnehmen soll. Diese folgt den Angaben, ohne zu wissen, um welche Baumart es sich handelt, und errät am Ende, ob sie eine Tanne ist oder eine Eiche.

Trainingsschwerpunkte:

- Fantasie, Kreativität, Körperwahrnehmung.

Formulierungs-Vorschlag: *Gezieltes Training von Fantasie, Kreativität und Körperwahrnehmung durchgeführt.*

ICH SEHE WAS

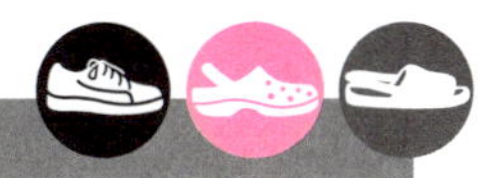

Material: Keins.

Aufgabe:

- „Ich sehe was, was du nicht siehst“ ist ein Spieleklassiker, den jeder kennt und der idealerweise auch unterwegs während einer Gehpause einsetzbar ist.
- Es gilt, Gegenstände in der Umgebung herauszufinden, die von der AP oder einem TN umschrieben werden. Dabei wird der Gegenstand bis zum Erraten durch die Nennung immer weiterer Eigenschaften zunehmend genauer beschrieben.
- Beispiel: Die AP schaut sich um und entdeckt einen Ameisenhaufen am Wegesrand.
  Diesen beschreibt sie, ohne das Wort selbst zu benutzen. Der TN, der den Begriff zuerst errät, darf als nächster ein Objekt aussuchen und beschreiben.

Varianten:

- Auf Geräusche achten: „Ich höre was, was du nicht hörst“.
- Kognitiv sehr fitte TN memorieren die Begriffe noch einmal nach dem Spaziergang.
- Kognitiv schwächeren TN Hilfestellung geben, z.B. durch gezielte Hinführung.

Trainingsschwerpunkte:

- Formulieren, Achtsamkeit, visuelle Wahrnehmung, Wortfindung.

Formulierungs-Vorschlag: *Gezielt die Bereiche Formulieren, Achtsamkeit, visuelle Wahrnehmung, Wortfindung gefördert.*

IT'S TEA-TIME

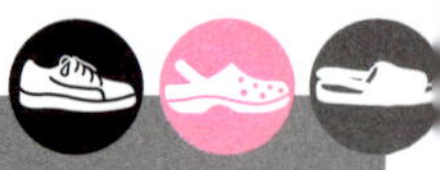

Material: Unterschiedliche Frucht- und Kräutertees in getrockneter Form in kleinen undurchsichtigen Behältern (z. B. Filmdosen, Behälter für Blutzucker-Teststreifen).

Aufgabe:

- Alle nutzen die Sitzgelegenheiten, die gerade vor Ort sind. Die AP holt aus dem Rucksack oder Tasche verschiedene undurchsichtige Behälter, die stark duftende Teesorten enthalten.
- Sie reicht zunächst eine Duftprobe herum, deren Geschmack bestimmt werden soll. Die TN identifizieren nur „mit der Nase", um welche Teesorten es sich handelt.
- Folgende Teesorten eignen sich beispielsweise: Apfeltee, Pfefferminztee, Fencheltee, Salbeitee, Kamillentee.
- Falls die entsprechenden Kräuter oder Früchte entlang der Route zu entdecken sind, kann während des weiteren Spaziergangs die Aufmerksamkeit darauf gelenkt werden.

Varianten:

- Hat die AP von jeder Teesorte zwei Behälter hergestellt, kann sie diese als Tee-Memory verwenden.
- Die Teesorten können auch verkostet werden. In diesem Fall hat die AP zwei oder drei verschiedene Behälter mit zubereiteten Tees sowie für jeden TN einen Becher dabei oder vorher an der Pausenstation deponiert.

Trainingsschwerpunkte: Training der olfaktorischen Wahrnehmung (Geruchssinn), Wortfindung, Langzeitgedächtnis.

Formulierungs-Vorschlag: *Gezielt die olfaktorische Wahrnehmung sowie die Bereiche Wortfindung und Langzeitgedächtnis gefördert.*

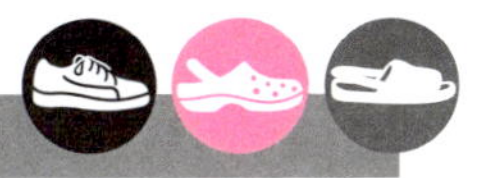

KLATSCHKREIS

Material: Keins, eventuell für einzelne TN 1 Knackfrosch.

Aufgabe:

- Alle nutzen die vorhandenen Sitzgelegenheiten. Wenn möglich, bilden die TN in Rollstühlen und auf den Rollator-Sitzflächen mit den TN auf Bänken einen Kreis.
- Die AP beginnt, indem sie sich nach rechts dreht, ihren Nachbarn anschaut und in dessen Richtung einmal in die Hände klatscht. Der rechte Nachbar dreht sich wiederum nach rechts und gibt den „Klatscher" weiter, und so geht es fortlaufend im Kreis.
- Man kann das Klatschen erst einige Male üben, damit die TN das Prinzip verstehen, dann geht es an die Übung.
- Ziel der Übung ist, dass das Weitergeben des Signals in einem gleichmäßigen Rhythmus geschieht.

Varianten:

- Klatscht ein TN zweimal in die Hände, bedeutet dies Richtungswechsel.
- Es wird nicht geklatscht, sondern mit dem Fuß gestampft. Richtungsänderungen werden mit einem Klatscher und einem Fußstampfen eingeleitet.
- Schnipskreis – statt eines Klatschens gibt man nur ein Schnipsen mit den Fingern weiter.

Trainingsschwerpunkte:

- Wahrnehmung, Anpassung an Partner und Gruppe, Rhythmusgefühl.

Formulierungs-Vorschlag: *Gezielt Wahrnehmung, Anpassung an Partner und Gruppe und Rhythmusgefühl gefördert.*

KOORDINATIONSLEITER

Material: Straßenkreide oder mehrere Seile.

Aufgabe:

- Die AP zeichnet oder legt eine so genannte Koordinationsleiter, also eine am Boden mit Seilen ausgelegte oder mit Kreide aufgezeichnete Leiter von ca. 4 bis 5 Meter Länge.
- An dieser Leiter üben die TN unterschiedliche, immer wieder wechselnde Schrittfolgen.
  Beispiel: siehe Abbildung.

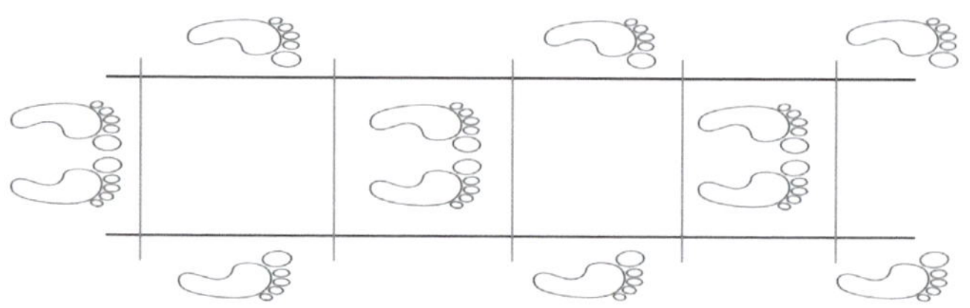

Variante:

- Zusammen mit den TN immer neue Möglichkeiten der Schrittfolgen ausprobieren.

Trainingsschwerpunkte:

- Bewegungskoordination.

Formulierungs-Vorschlag: *Bewegungskoordination in Form von Schrittmustern geübt.*

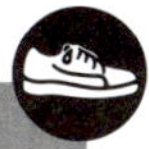

KREATIV MIT KENNZEICHEN

Material: Keins.

Aufgabe:

- Wer im Ort unterwegs ist oder auf einem Parkplatz Halt macht, kann die Nummernschilder von Fahrzeugen für kreative Übungen nutzen.
- Die Buchstaben bieten sich an, daraus lustige Sätze zu bilden, die jedoch grammatikalisch sinnvoll sein sollten. Mit den Buchstaben lassen sich Rechenoperationen aller Art durchführen. Beispiel: BL – HC 2618
- Der kreative Satz könnte lauten: Bettina liebt Hund Carlos.
- Als Rechenoperation könnte man die Quersumme bilden, d. h. die Summe der Ziffern einer Zahl wird errechnet, hier wäre das $2 + 6 + 1 + 8 = 17$.

Varianten:

- Auf dem Parkplatz: AP addiert die Zahlen von zwei Nummernschildern und nennt das Ergebnis. Die TN finden dann diese beiden Nummernschilder.
- Bei ortsfremden Kennzeichen überlegen die TN, wo das entsprechende Fahrzeug zugelassen ist. Im Beispiel oben gehört das Auto zum Zollernalbkreis, dessen Nummernschild BL sich von seinem Verwaltungssitz in Balingen ableitet.

Trainingsschwerpunkte:

- Fantasie und Kreativität, Wortfindung, Rechnen.

Formulierungs-Vorschlag: *Gezielt die Bereiche Fantasie und Kreativität sowie Wortfindung und Rechnen im Zahlenraum bis X [X ersetzen durch tatsächlich benutzte höchste Zahl] gefördert.*

KUNSTWERK

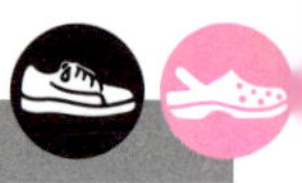

Material: Naturmaterialien aus der Umgebung, die beim Denkspaziergang gesammelt werden.

Aufgabe:

- Die TN halten unterwegs beim Spaziergang die Augen offen und sammeln Schönheiten und Kleinteile, die sonst im Vorbeigehen leicht übersehen werden: ein Stück Moos, einen Stein, ein besonderes Blatt, eine Vogelfeder, ein leeres Schneckenhaus usw. Ideal ist, wenn TN mit Rollator dabei sind. Dann können die Fundstücke dort abgelegt und zum Startpunkt zurück transportiert werden.
- Am Startpunkt oder an einem Sitzplatz unterwegs stellen die TN ihre Fundstücke zu einem Kunstwerk zusammen und geben am Ende dem Gesamtbild einen Namen.
- Zur Erinnerung an den Denkspaziergang macht die AP mit dem Smartphone ein Foto vom Kunstwerk und hängt das später auf dem Wohnbereich aus.

Variante:

- Wie oben, aber die Fundstücke werden nicht unterwegs, sondern auf dem Wohnbereich zu einem Materialbild zusammengestellt und aufgeklebt.

Trainingsschwerpunkte:

- Fantasie und Kreativität.

Formulierungs-Vorschlag: *Beim Denkspaziergang Fantasie und Kreativität gefördert, Kunstwerk aus Naturmaterial erstellt.*

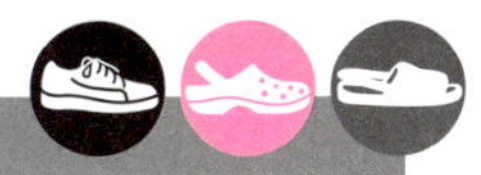

LACHSPAZIERGANG

Material: Keins.

Aufgabe:

- Heute schon gelacht? Nicht? Dann wird es aber Zeit! Lachen ist das beste Mittel gegen Schmerzen und stärkt das Immunsystem, haben Wissenschaftler herausgefunden. Auch beim Spaziergang während des Gehens lässt es sich bestens Lachen.
  - Level 1: Unterwegs lachen alle auf Kommando: Ha-ha-ha-ha … so lange, bis der Atem verbraucht ist. Dann einatmen und wieder lachen: Ha-ha-ha-ha … Es endet in einem großen Gelächter. Tut einfach nur gut!
  - Level 2: Das Lachen wird mit Klatschen unterstützt, in diesem Rhythmus: Ho – ho – ha-ha-ha … (dabei klatschen: zweimal langsam, dreimal schnell)

Variante:

- Lachkanon (= Kanon ohne Gesang): Es werden nur Bewegungen gemacht und im Takt mit Sprache begleitet. Nach Erklärung gut einüben.
  - 4 x mit den Füßen stampfen, 4 x auf die Schenkel klopfen, 4 x in die Hände klatschen, 1 x „ha ha ha ha" sprechen.
- Anschließend zwei oder mehrere Kleingruppen bilden, deren Stimmen nach und nach einsetzen.

Trainingsschwerpunkte:

Bewegung, Rhythmisierung und Entspannung.

Formulierungs-Vorschlag: *Gezielt Bewegung, Rhythmusgefühl und Entspannung gefördert.*

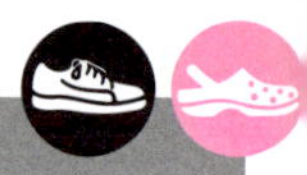

LAUBENPIEPER-TOUR

Material: Keins.

Aufgabe:

- Die Inhaber von Kleingärten oder Schrebergärten mit einer Gartenlaube werden oft scherzhaft „Laubenpieper" genannt. Kleingärten sollen der Erholung in der Natur dienen und Stadtbewohnern nach dem Vorbild alter Bauerngärten den Anbau von Obst und Gemüse ermöglichen. Heute findet man in diesen Gärten aber auch Zierpflanzen und Rasenflächen.
- Eine solche Schrebergartenanlage lässt sich gemeinsam mit einer Kleingruppe erkunden:
  - Welche Blumen sehen wir? Welche Kräuter sind angepflanzt? Welche Obst- und Gemüsesorten?
  - Welche Getränke lassen sich aus Früchten und Gemüse herstellen? (Kartoffelschnaps, Apfelsaft …)
  - Welche Märchen gibt es, in denen Obst und Gemüse vorkommen? (Schneewittchen, Frau Holle, Rotkäppchen …)
  - Wie viele Gartenzwerge zählen wir unterwegs? (Fantasienamen dafür ausdenken.)

Varianten:

- Gemeinsam memorieren die TN nach dem Spaziergang die unterwegs wahrgenommenen Blumen, Kräuter … und Personen.
- Im eigenen Garten: Blumenbeete, Kräuterspirale, Hochbeete, Dekorationsobjekte usw. für Gesprächsanlässe nutzen.

Trainingsschwerpunkte:

- Visuelle Wahrnehmung, Wortfindung, Langzeitgedächtnis.

Formulierungs-Vorschlag: *Anknüpfend an die eigene Biografie, gezielt die Bereiche visuelle Wahrnehmung, Wortfindung gefördert.*

MANDALA

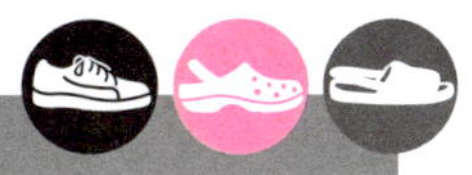

Material: Naturmaterialien, die unterwegs zu finden sind.

Aufgabe:

- Das Wort Mandala stammt aus dem Sanskrit und bedeutet so viel wie Ring oder Kreis.
- Die TN bekommen die Aufgabe, unterwegs verschiedene Naturmaterialien zu sammeln: Stöckchen, Steine, Zapfen, Eicheln, Bucheckern usw.
- Aus allem, was die Natur zu bieten hat, lässt sich ein Kreisbild legen: Auf einer freien ebenen Fläche am Wegesrand legen alle gemeinsam zunächst einen Außenkreis, z. B. mit einer Reihe Stöckchen.
- Dann arbeiten sich die TN Ring für Ring nach innen vor, vielleicht mit einer Reihe Blätter oder Hagebutten. Je mehr unterschiedliche Materialien vorhanden sind, desto bunter und vielfältiger wird das Mandala.

Varianten:

- Die TN können auch Muster legen, die nicht unbedingt im Kreis angeordnet sind.
- Die Materialien können auf einem Spaziergang im Garten gesammelt und später auch im Haus oder auf der Terrasse am Tisch als Mandala gelegt werden.

Trainingsschwerpunkte:

- Visuelle und haptische Wahrnehmung, Konzentration, Kreativität.

Formulierungs-Vorschlag: *Gezielt die Bereiche Wahrnehmung und Kreativität gefördert.*

MAUERBALL

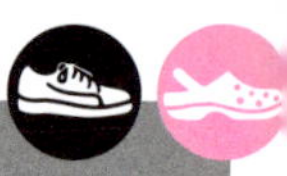

Material: Je TN 1 leichter Ball, z.B. Redondo® Ball.

Aufgabe:

- Die Übung findet am Platz statt, stehend oder sitzend vor einer Mauer.
- Viele alte Menschen, vor allem Frauen, kennen die Aufgabe aus ihrer Kindheit und beherrschen den Umgang mit dem Ball noch immer gut. Regional unterschiedliche Bezeichnungen waren üblich, aber viele kennen das Spiel als Mauerball oder als Ballprobe.
- Auf unterschiedliche Arten soll der Ball immer wieder an die Wand geworfen und wenn er zurückprallt, aufgefangen werden. Wie viele Durchgänge schaffen die TN mit der rechten Hand, mit der linken Hand, unter dem angehobenen Bein hindurch usw.?
- Die Würfe werden laut mitgezählt.

Varianten:

- Wie oben, aber anstatt die Würfe zu zählen, zählen die TN losgelöst von der Taktung der Würfe von 1 bis X. Dabei addieren sie z.B. immer 3 – also 1, 4, 7, 10 usw. (Doppelaufgabe | Dual Tasking).
- Wie oben, aber die TN spielen paarweise – A wirft, B fängt.

Trainingsschwerpunkte:

- Auge-Hand-Koordination, Reaktion und Zählen als Doppelaufgabe.

Formulierungs-Vorschlag: *Wurfspiel mit dem Ball in Kombination mit Zähl- und Rechenübung als Doppelaufgabe durchgeführt.*

MEIN BAUM

Material: 1 Ball.

Aufgabe:

- Jede Person sucht sich einen persönlichen Baum- oder Strauchnamen aus, der entweder mit dem ersten Buchstaben des Vornamens oder des Familiennamens beginnt. Beispiel: Barbara Wächter nennt den Wacholder, Horst Schneider entscheidet sich für den Holunder. Alle ausgedachten Namen werden in der Runde noch zweimal wiederholt.
- Nun kommt der Ball ins Spiel. Die TN werfen den Ball einander zu, und der TN, der den Ball bekommt, sagt jeweils einmal den eigenen und anschließend den Baumnamen des Werfers oder der Werferin. Beispiel: „Ich bin der Wacholder und werfe den Ball zum Holunder."

Varianten:

- Kognitiv sehr fitte TN memorieren die Begriffe noch einmal nach dem Spaziergang.
- Kognitiv schwächeren TN Hilfestellung geben, z. B. durch gezielte Hinführung. Im o. g. Beispiel: Barbara Wächters Baumname beginnt mit einem „W", ist ein immergrüner Strauch, aus seinen Beeren wird Gin hergestellt …

Trainingsschwerpunkte:

- Wortfindung, Arbeitsgedächtnis, Bewegung mit Auge-Hand-Koordination.

Formulierungs-Vorschlag: *Gezielt die Wortfindung, Arbeitsgedächtnis in Bewegung mit Auge-Hand-Koordination gefördert.*

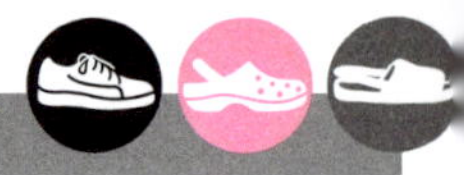

MEINE BEINE, DEINE BEINE

Material: Keins.

Aufgabe:

- AP und TN sitzen möglichst eng beieinander, z. B. auf Bänken, und daneben Rollstuhlfahrer.
- Gesprochen wird folgender Vers: Meine Beine, deine Beine, unsere Beine … Dabei werden im Sprechrhythmus folgende Bewegungen ausgeführt:
  - 1. Durchgang: Man tippt zuerst mit beiden Händen auf die eigenen Schenkel („Meine Beine“), dann mit beiden Händen auf die beiden Schenkel des Nachbars („deine Beine“). Anschließend mit einer Hand auf den eigenen rechten und den linken Schenkel des linken Nachbars („unsere Beine“).
  - 2. Durchgang: Man tippt zuerst mit beiden Händen auf die eigenen Schenkel („Meine Beine“), dann mit beiden Händen auf die beiden Schenkel des Nachbars („deine Beine“). Anschließend mit einer Hand auf den eigenen linken und den rechten Schenkel des rechten Nachbars („unsere Beine“).
- Wenn alle im Rhythmus sind, immer schneller werden …

Varianten:

- Gesprochen wird folgender Vers: Meine Arme, deine Arme, unsere Arme … Dabei werden im Sprechrhythmus die Bewegungen mit Berührung der Arme ausgeführt.
- Variante im Haus: Alle Mitwirkenden sitzen im Stuhlkreis.

Trainingsschwerpunkte:

- Rhythmusgefühl und Koordination, Körperschema fördern.

Formulierungs-Vorschlag: *Gezielt Rhythmusgefühl und Koordination gefördert sowie das Körperempfinden stimuliert.*

MINUTENLAUF

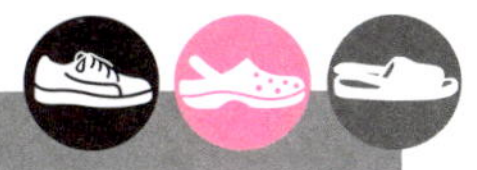

Material: Uhr mit Sekundenzeiger, Stoppuhr oder Smartphone.

Aufgabe:

- Die TN sollen sich auf beliebiger oder zuvor vereinbarter Strecke, z.B. ein Rundweg im Garten oder ein Abschnitt im Flur, gehend fortbewegen. Dazu wählt die AP einen Bereich, in dem keine Uhr zu sehen ist.
- Es geht ums Einschätzen von Zeit, ohne sich dabei an einer Uhr zu orientieren. Die AP gibt einen Zeitraum vor, z.B. 60 Sekunden.
- Nach dem Startzeichen der AP gehen die TN los. Sobald sie das Gefühl haben, dass 60 Sekunden vergangen sind, bleiben sie stehen oder lassen sich auf einer nahen Sitzgelegenheit nieder.
- Die AP stoppt die Zeit, lässt bei der Vorgabe von 60 Sekunden die TN weiter gehen, stoppt bei ca. 90 Sekunden. Sie gibt anschließend die Abweichungen von der Vorgabe bekannt: Frau Kramer stand nach 30 Sekunden, hat also 30 Sekunden Abweichung, Herr Plisch war 70 Sekunden unterwegs, Abweichung 10 Sekunden.

Variante:

- Den Takt beim Gehen vorgeben, z.B. mit einem Tamburin, durch Klatschen oder mit Musik. Das ist jedoch nur beim Einzeltraining oder einer homogenen Gruppe sinnvoll.

Trainingsschwerpunkte:

- Schätzfähigkeit und Gehen.

Formulierungs-Vorschlag: *In der Fortbewegung Zeit-Schätzungsfähigkeit trainiert. X-mal über einen Zeitraum von 60 Sekunden gehend fortbewegt [X ersetzen durch entsprechende Anzahl der Wiederholungen]. TN schätzte mit einer Abweichung von X Sekunden.*

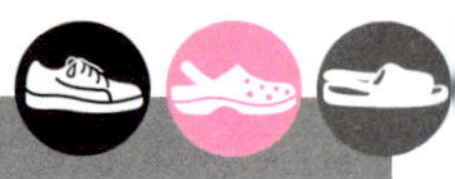

NATÜRLICH RUND

Material: Keins.

Aufgabe:

- Die Aufgabe wird in der Fortbewegung gelöst.
- Alle TN gehen mit offenen Augen durch die Umgebung – im Freien oder im Haus – und versuchen, möglichst viele runde Dinge zu entdecken.
- Als rund gelten Naturerscheinungen ebenso wie künstlich erschaffene Gegenstände im Umfeld. So zählt der Kastanienigel genauso wie das Wagenrad, die Baumscheibe wie die Frisbeescheibe, die die AP sichtbar dabei hat, aber auch der Blumenkübel oder die runde Wandlampe.
- Rund heißt nicht automatisch kugelig, sondern Zweidimensionales mit rundem Grundriss gilt ebenfalls.

Variante:

- Beim nächsten Denkspaziergang werden viereckige Gegenstände gesucht.

Trainingsschwerpunkte:

- Visuelle Wahrnehmung.

Formulierungs-Vorschlag: *Beim Denkspaziergang gezielt visuelle Wahrnehmung trainiert auf einer Strecke von X Metern [X ersetzen durch eine entsprechende Zahlenangabe].*

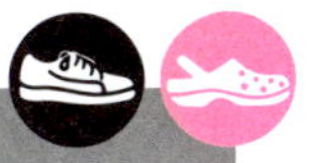

ORIENTIERUNGSPFAD

Material: Mehrere gleiche „Posten" als Wegkennung, z. B. rot-weißes Trassenband.

Aufgabe:

- Die Aufgabe lehnt sich an die Idee der Laufsportart Orientierungslauf an. Dabei müssen in einem bestimmten Gelände mithilfe von Karte und Kompass Kontrollpunkte, so genannte Posten, gefunden werden. Die Route und die Reihenfolge, in der die Punkte angelaufen werden, bestimmt jeder Läufer selbst.
- Beim Orientierungspfad machen sich die TN zwar nicht mit Kompass und Karte auf den Weg und sie suchen in einem sehr begrenzten Bereich, aber es geht ebenfalls darum, Posten in der Umgebung zu finden. Diese sollten nicht allzu offensichtlich, aber doch gut sichtbar, angebracht werden.
- Die AP gibt bekannt, wie viele Posten sie aufgehängt hat. Danach machen sich die TN auf den Weg, jeder auf eigener Strecke.
- Am Ende werden Erfahrungen besprochen: Welcher Posten war gut zu finden, welcher schwieriger? Welche Route wurde gewählt? usw.

Variante:

- Alle TN erhalten einen Lageplan mit eingezeichneten Posten.

Trainingsschwerpunkte:

- Aufmerksamkeit, visuelle Wahrnehmung, räumliche Orientierung, Strategie.

Formulierungs-Vorschlag: *Orientieren im Gelände trainiert in Kombination mit Aufmerksamkeit, visueller Wahrnehmung und strategischem Denken.*

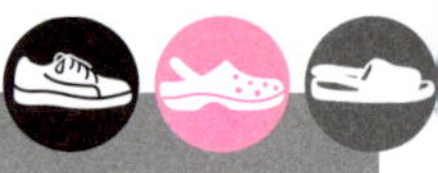

PANTOMIME

Material: Keins.

Aufgabe:

- Tätigkeiten werden pantomimisch vorgeführt und sollen von den anderen TN erraten werden.
- Einige Beispiele:
  - Holz hacken
  - Rad fahren
  - Beet umgraben
  - Unkraut zupfen
  - Rasen mähen

Varianten:

- Es können Tätigkeiten passend zur Umgebung dargestellt werden. Bewegungen von Tieren nachahmen: z. B. kreisender Raubvogel: Arme weit ausbreiten und große Kreise beschreiben (gehend) …
- Koffer-Pantomime: Jeder TN stellt reihum einen Begriff pantomimisch dar. Wie bei der Übung „Koffer packen" werden die Bewegungen jedes Mal wiederholt.

Trainingsschwerpunkte:

- Fantasie und Kreativität, Wortfindung, Bewegung.

Formulierungs-Vorschlag: *Gezielt Fantasie und Kreativität, Wortfindung, Bewegung gefördert.*

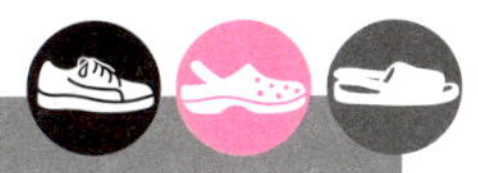

PARKOUR

Material: Keins.

Aufgabe:

- Im Sport bezeichnet Parkour eine Fortbewegungsart, bei der es im natürlichen oder urbanen Raum darum geht, sich einen eigenen Weg über unterschiedliche Hindernisse zu suchen. Dabei stehen Bewegungsfluss und -kontrolle im Vordergrund und der Körper wird möglichst effizient eingesetzt.
- Auf der Basis dieser Grundidee motiviert die AP die TN, die vorhandene Umgebung den eigenen Fähigkeiten entsprechend für Bewegungen zu nutzen. Sie gibt Beispiele, zeigt Möglichkeiten auf.
- Beispiele: Bänke – aufstehen und hinsetzen; Wände – Wandliegestütz, Dehnübungen für die Brustmuskulatur; Treppenstufen – Venenpumpe, Beinkraft, Balance; Bäume – Dehnübungen, Armkraft …

Variante:

- Laminierte Karten, die an den jeweiligen „Turngeräten" befestigt werden, geben Bewegungsimpulse. Dazu am besten Fotos mit Beispielen auf den Karten abbilden.

Trainingsschwerpunkte:

- Bewegungslust im Alltag wecken, Kreativität.

Formulierungs-Vorschlag: *Bewegungsideen im natürlichen Umfeld [Garten, Wohnbereich ...] entwickelt und ausprobiert.*

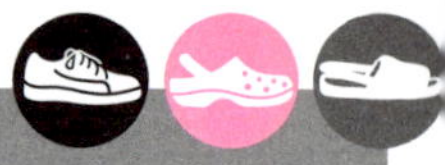

RECHENBALL

Material: Ball.

Aufgabe:

- Die TN werfen sich gegenseitig einen Ball zu und sagen dabei das kleine Einmaleins auf.
- Beispiel: AP sagt „Sieben“ und wirft den Ball zu einem TN; der sagt „14“ und wirft ihn zu einem anderen TN oder wieder zur AP zurück. Bei der Zahl 98 wird wieder rückwärts gezählt.
- In der nächsten Runde geht es mit einer anderen Zahl ab 100 los, diese wird nun rückwärts subtrahiert (abgezogen).

Variante:

- AP wirft einem TN den Ball zu und stellt eine Rechenaufgabe, z. B. „2 plus 3“. Der TN fängt, nennt das Ergebnis (= 5) und ergänzt beispielsweise „plus 3“. Der TN wirft den Ball zum nächsten TN, dieser nennt das Ergebnis (= 8), wirft zum nächsten TN und stellt eine weitere Additionsaufgabe. Das geht so lange weiter, bis alle TN einmal an der Reihe waren.

Trainingsschwerpunkte:

- Arbeitsgedächtnis, Dual Tasking, Rechnen, Konzentration.

Formulierungs-Vorschlag: *Gezielt Arbeitsgedächtnis, Dual Tasking, Rechnen im Zahlenraum bis 100 und Konzentration gefördert.*

REDENSARTEN DARSTELLEN

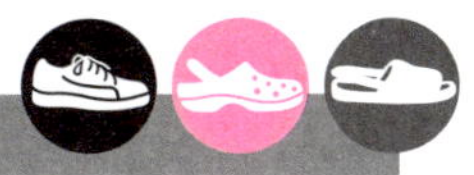

Material: Keins oder bei Bedarf Kärtchen mit Textvorgaben.

Aufgabe:

- Die Übung findet am Platz in einer Bewegungspause statt.
- Zunächst werden in der Gruppe Redewendungen zum Thema „Gehen" gesammelt.
- Anschließend wählt jeder TN eine der vorher genannten Redewendungen und stellt diese pantomimisch dar. Die anderen TN raten, um welche es sich handelt.
- Beispiele: Am Stock gehen; baden gehen; durch die Lappen gehen; auf die Barrikaden gehen; jemandem auf den Leim gehen; für jemanden durchs Feuer gehen; jemandem ins Netz gehen; flöten gehen; in die Binsen gehen; vor Anker gehen; gut von der Hand gehen; in Sack und Asche gehen; einem gehen die Augen über; jemandem um den Bart gehen; jemandem aus dem Weg gehen; durch dick und dünn gehen ...

Variante:

- Die Redensarten werden zuvor auf Kärtchen geschrieben und dann gezogen oder von der AP entsprechend den motorischen und kognitiven Fähigkeiten der TN verteilt.

Trainingsschwerpunkt:

- Kreativität und Verständnis von Sprachinformation.

Formulierungs-Vorschlag: *Gezieltes Training von Kreativität und Umsetzen von Sprachinformation in Bewegung.*

RÜHR MICH AN

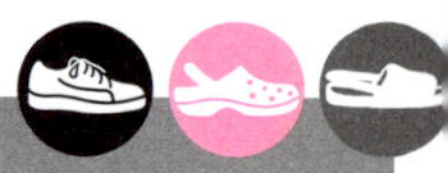

Material: Keins.

Aufgabe:

Die TN bilden Paare oder ein TN und die AP üben gemeinsam.

- Das Training findet am Platz statt. Sinnvoll ist, bei jedem Durchgang einen neuen Platz zu wählen.
- In einem Zeitraum von wenigen Sekunden berührt A nacheinander zunächst 2, später 3, 4 oder sogar 5 Gegenstände. Das können eine Zaunlatte, der Boden, eine Pflanze und ein Stein sein. B beobachtet und tippt sofort nach Ende der Vorgabe nach, möglichst in gleicher Reihenfolge.
- Dann folgt ein Standortwechsel, dort tippt nach gleichem Muster B verschiedene Gegenstände an – ein Hinweisschild, einen Baumstamm, eine Bank und einen Hydranten.
- Wichtig: Die Gegenstände sollten dicht beieinander liegen, so dass beim Antippen etwa ein Sekundentakt eingehalten werden kann. Wie viele Gegenstände bzw. wie viele Sekunden vorgegeben werden, richtet sich nach dem Trainingsstand der TN.

Variante:

- Bei TN mit starken Einschränkungen der Mobilität tippt die AP und die TN nennt anschließend die Gegenstände, ohne zu tippen.

Trainingsschwerpunkte:

- Merkspanne | Merkfähigkeit.

Formulierungs-Vorschlag: *Gezieltes Training der Merkspanne | Merkfähigkeit im Bereich von X Sekunden [X durch entsprechenden Wert ersetzen, z. B. 4 Sekunden].*

RUNDE WÖRTER

Material: Keins, eventuell Schreibmaterial.

Aufgabe:

- Die Aufgabe wird in der Fortbewegung gelöst.
- Unterwegs gilt es, Wörter zu sammeln. Das kann gemeinsam in der gesamten Gruppe oder paarweise erfolgen.
- Gesucht werden Wörter, in denen die Buchstaben R, U, N und D vorkommen, nicht zwingend in dieser Reihenfolge. So gilt das Wort GRUND ebenso wie VeRbUND, VeRBiNDUng oder DRe-hUNg.
- Am Ziel des Rundgangs werden alle Wörter noch einmal zusammengetragen, bei Bedarf notiert.

Varianten:

- Wie oben, aber es wird in zwei Mannschaften gespielt. Welche findet die meisten Wörter?
- Wie oben, aber es werden nur solche Wörter gezählt, die eine Mannschaft als einzige gefunden hat.

Trainingsschwerpunkte:

- Wortfindung und Merkfähigkeit.

Formulierungs-Vorschlag: *Beim Denkspaziergang Wortfindung und Merkfähigkeit gefördert.*

SCHRITT FÜR SCHRITT

Material: Keins.

Aufgabe:

- Unsere Füße bringen tagtäglich eine große Leistung: Am Ende eines Tages merken wir dies oft an verkrampften, geschwollenen und erschöpften Gliedmaßen. Aus diesem Grund sollten wir öfter für Entspannung, Durchblutung und Auflockerung der Füße sorgen.
- Beim Spaziergang ab und zu die Schrittweise ändern: Die AP bestimmt durch Händeklatschen, in welcher Schrittweise weitergegangen werden soll.
- Beispiele: Wechselschritt; Hacke-Spitze; 4 Schritte vor, 2 zurück; Nachstellschritte; Fersen ans (eigene!) Gesäß; Storchengang …
- Über verschiedene Bodenarten gehen (Gras, Weg, Moos …): Wie fühlt sich das an?

Varianten:

- Falls ein Barfußpfad in der Nähe ist, bietet sich ein Besuch im Sommer an.
- Für eine gesundheitsfördernde Wirkung sind möglichst viele Schritte pro Tag sinnvoll. Lassen Sie die TN die Anzahl ihrer Schritte schätzen und setzen Sie auf einem Spaziergang zur Kontrolle einen Schrittzähler ein!

Trainingsschwerpunkte:

- Gleichgewicht, Verbesserung der Bewegungssicherheit.

Formulierungs-Vorschlag: *Gezielt Gleichgewicht und Bewegungssicherheit in Gangvariationen gefördert.*

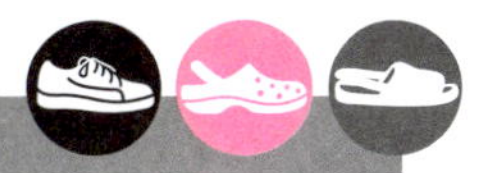

SCHÜTTELANAGRAMME

Material: Keins.

Aufgabe:

- Die AP nennt Buchstabenkombinationen, die ausschließlich durch Kopfarbeit zu sinnvollen Begriffen zusammengesetzt werden müssen.
- Beispiele: EHR = Reh
  HKU = Kuh
  OSOM = Moos
  ADLW = Wald
  ABMU = Baum
  EILPZ = Pilze
  AERST = Aster
  STEFNER = Fenster
- Beziehen Sie bei der Wortwahl die Umgebung mit ein, dann fällt es den TN leichter, durch Assoziationen auf die Begriffe zu kommen.

Varianten:

- Für kognitiv schwächere TN sind Wörter mit drei Buchstaben angemessen, eventuell kann die AP hier Hilfestellung geben, mit Tipps zur Lösung führen.
- Für kognitiv sehr fitte TN die Anzahl der Buchstaben langsam steigern, bis die mentale Grenze erreicht ist.

Trainingsschwerpunkte:

Arbeitsgedächtnis, Wortfindung.

Formulierungs-Vorschlag: *Gezielt die Bereiche Merkfähigkeit, Informationsverarbeitung und Wortfindung trainiert.*

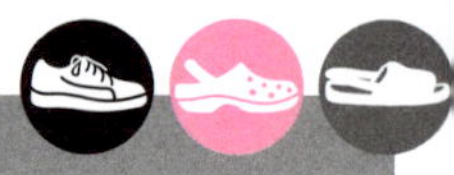

SEHENDE HÄNDE

Material: Keins.

Aufgabe:

- Unterwegs werden Gegenstände aus unterschiedlichen Materialien – in freier Natur oder im Gebäude – angesteuert und sehr bewusst mit beiden Händen abgetastet: Bäume mit unterschiedlichen Rinden, Steine mit verschiedenen Oberflächen, große und kleine Blätter, Türklinken, Fensterbänke usw.
- Mit Worten wird beschrieben, wie sich der Gegenstand anfühlt – hart oder weich, kalt oder warm, glatt oder rau usw.

Variante:

- Es wird paarweise geübt. Kognitiv fitte und mobile TN bilden Zweierteams, ansonsten begleitet die AP jeweils einen TN, der mit geschlossenen Augen einen Gegenstand abtastet und danach zu einem Ausgangspunkt zurückgeführt wird. Anschließend, mit offenen Augen, gilt es zu erraten, was betastet wurde. Dazu eignen sich zwei oder mehrere Bäume mit unterschiedlichen Rinden, verschiedene Steine usw.

Trainingsschwerpunkte:

- Taktile Wahrnehmung und Wortfindung.

Formulierungs-Vorschlag: *Taktile Wahrnehmung und Wortfindung gezielt trainiert.*

STEINE SCHNAPPEN

Material: Mehrere, sehr kleine, etwa mandelgroße Kieselsteine, mindestens 5 je TN.

Aufgabe:

- Das Spiel findet am Platz statt.
- Jeder TN sucht sich oder erhält von der AP mehrere Kieselsteine.
- Zunächst experimentieren die TN ein wenig mit einem Stein, geben ihn von einer Hand in die andere, kneten, werfen und fangen ihn.
- Nacheinander werfen die TN jeweils einen Kieselstein in die Luft und fangen ihn wieder auf. Wird der Stein nicht gefangen, soll ersatzweise ein Wort mit STEIN gebildet werden, z. B. steinhart, Spielstein usw. Dabei sollten möglichst immer neue Wörter gefunden und keine Begriffe wiederholt werden.

Varianten:

- Wie oben, aber die Steinchen werden mit dem Handrücken aufgefangen.
- Die Steine werden anschließend in einem Behälter eingesammelt und gemischt. Findet jeder „seinen" Stein wieder?

Trainingsschwerpunkte:

- Geschicklichkeit, Reaktion, Wortfindung und Merkfähigkeit.

Formulierungs-Vorschlag: *Mit Wurfspiel Geschicklichkeit, Reaktion, Wortfindung und Merkfähigkeit trainiert.*

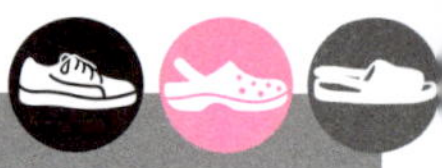

TIERPAARE

Material: Tierbild-Paare, z. B. aus einem Memory, 1 Kärtchen je TN.

Aufgabe:

- Die Gruppen-Übung findet in einem überschaubaren Bereich, einem Garten oder einem Park statt.
- Jeder TN zieht ein Kärtchen mit einem Tierbild – Hund, Katze, Pferd, Frosch, Hase usw.; es sollte sich um bekannte und gut erkennbare Motive handeln. Niemand verrät, was er oder sie gezogen hat.
- Die TN gehen kreuz und quer durcheinander und stellen sich bei Begegnungen gegenseitig Fragen – je Begegnung und TN eine Frage – mit dem Ziel, den Partner bzw. die Partnerin mit dem gleichen Tier wie das eigene zu finden.
- Fragen dürfen nur mit „Ja" oder „Nein" beantwortet werden. Fragen sollen nicht direkt ein Tier nennen, sondern sich herantasten, z. B.: Hat das Tier Fell? Kann das Tier fliegen? Lebt das Tier im Wald? usw.
- Sobald sich ein Paar gefunden hat, geht es gemeinsam weiter, bis alle anderen ebenfalls ihre Gegenstücke entdeckt haben und alle paarweise unterwegs sind.

Variante:

- Wie oben, aber das Memory besteht aus ungleichen Paaren, z. B. Hund & Katze, Hase & Igel, Wolf & Geißlein usw.

Trainingsschwerpunkte:

- Arbeitsgedächtnis und Kommunikation.

Formulierungs-Vorschlag: *Beim Denkspaziergang Kommunikation gefördert und Arbeitsgedächtnis trainiert.*

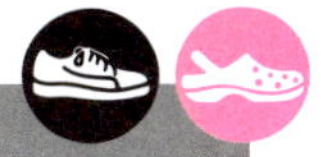

VERFOLGEN

Material: Keins.

Aufgabe:

- Die Aufgabe wird in der Fortbewegung erfüllt. Die TN bilden Paare.
- In einem begrenzten Bereich, z. B. im Garten, geht A voraus, entscheidet, welche Route genommen wird. B folgt auf gleicher Strecke. Nach kurzer Zeit wechseln A und B die Rollen – B geht voraus, A folgt.

Variante:

- Wie oben, aber zusätzlich gibt die vorausgehende Person eine bestimmte Gangart vor, die imitiert werden soll, z. B. große Schritte, tippeln, breitbeinig gehen usw.

Trainingsschwerpunkte:

- Anpassen an Partner, Bewegungssteuerung.

Formulierungs-Vorschlag: *Bewegungssteuerung und Anpassung als Partnerübung in Fortbewegung durchgeführt.*

VERSE FÜR DIE FERSEN

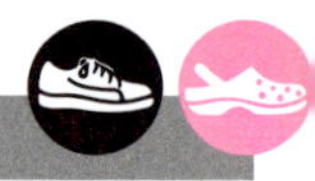

Material: Keins.

Aufgabe:

- Dieser Vers ist vielen alten Menschen noch aus der Pfadfinderzeit bekannt:
  Stock, Stock, Stock am Bein,
  Klavier vorm Bauch, wie lang ist die Chaussee?
  Rechts ein Baum, links ein Baum, in der Mitte Zwischenraum.
  Stock, Stock, Stock am Bein …
  Links 'ne Pappel, rechts 'ne Pappel, in der Mitte Pferdeappel.
- Beim Aufsagen der Verse wird im Rhythmus marschiert.
  Unterwegs wird weiter gereimt, hier einige Beispiele:
  Links 'ne Kiefer, rechts 'ne Kiefer, in der Mitte Ungeziefer.
  Links 'ne Eibe, rechts 'ne Eibe, in der Mitte Fensterscheibe.
  Links 'ne Espe, rechts 'ne Espe, in der Mitte fliegt 'ne Wespe.
  Links die Buchen, rechts die Buchen, in der Mitte muss man suchen.

Varianten:

- Bei einem Spaziergang durch den Wald werden Verse zum jeweiligen Baumbestand aufgesagt.
- Der Spaziergang durch den Garten regt dazu an, die entsprechenden Verse auf Blumen und Pflanzen anzuwenden, z. B.:
  Links 'ne Rose, rechts 'ne Rose, in der Mitte Kaffeedose.
  Links 'ne Nelke, rechts 'ne Nelke, in der Mitte sitzt die Elke.

Trainingsschwerpunkte:

- Langzeitgedächtnis, Rhythmus, Konzentration, Fantasie und Kreativität, Dual Tasking.

Formulierungs-Vorschlag: *Gezielt die Bereiche Fantasie und Kreativität, Konzentration und Dual Tasking gefördert.*

VOGELALPHABET

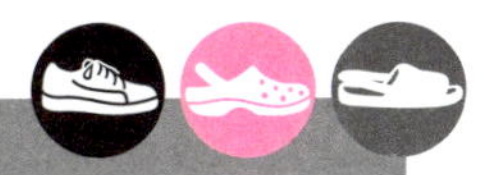

Material: Keins.

Aufgabe:

- Die AP oder ein TN nennt eine Vogelart.
- Beispiel: AMSEL
- Nun wird reihum das Alphabet aufgesagt. Sobald jedoch ein im Wort AMSEL vorkommender Buchstabe an der Reihe ist, wird stattdessen „Piep" gesagt. Im Falle unseres genannten Beispiels würde das Alphabet so beginnen: Piep – B – C – D – Piep – F – G …

Varianten:

- Alle sprechen das Alphabet gemeinsam. Dies ist für kognitiv schwächere TN einfacher.
- Je länger das Ausgangswort ist, desto mehr Konzentration verlangt die Übung.
- Anstelle von Vogelnamen können natürlich auch Begriffe aus anderen Themenbereichen vereinbart werden.

Trainingsschwerpunkte:

- Konzentration, Wortfindung.

Formulierungs-Vorschlag: *Gezielt die Bereiche Konzentration und Wortfindung geübt.*

VON A BIS Z

Material: Keins.

Aufgabe:

- Die Buchstaben des Alphabets werden im Rhythmus des Gehens laut gesprochen.
- Nun folgt die Steigerung:
  - Bei allen Druckbuchstaben mit runden Anteilen (B, C, D, G, J, O, P, Q R S, U) die Arme nach oben strecken,
  - bei Druckbuchstaben, die nur aus geraden Elementen bestehen (A, E, F, H, I, K, L, M, N, T, V, W, X, Y, Z) beide Arme nach vorne strecken.
- Das Alphabet aufsagen. Bei Buchstaben mit Rundungen die Arme heben, bei solchen mit nur geraden Elementen klatschen.
- Die AP nennt Wörter, die gemeinsam laut mit den entsprechenden Bewegungen buchstabiert werden.
- Sind TN mit Gehhilfe (Rollator, Gehstock) dabei, wird die Übung während einer Gehpause durchgeführt.

Varianten:

- Auch im Sitzen durchführbar: Es werden zunächst nur die Druckbuchstaben mit runden Anteilen genannt, anschließend die Druckbuchstaben, die nur aus geraden Elementen bestehen.
- Beide Versionen können auch als Reihum-Übung durchgeführt werden, d. h. die TN nennen nacheinander jeweils einen – den folgenden – Buchstaben.

Trainingsschwerpunkte:

- Konzentration, Informationsverarbeitung, Dual-Tasking.

Formulierungs-Vorschlag: *Gezielt die Bereiche Konzentration und Informationsverarbeitung gefördert und Dual Tasking trainiert.*

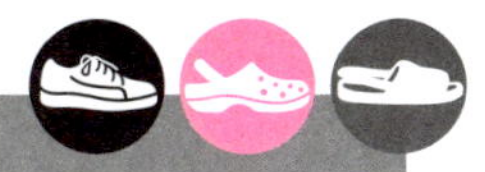

VON Z BIS A

Material: Keins.

Aufgabe:

- Zunächst wird mit einer vertrauten Übung begonnen: Das Alphabet aufzusagen haben alle TN schon in der Kindheit gelernt, und wenn Deutsch die Muttersprache ist, macht das auch im Alter keine Schwierigkeiten.
- Die Buchstaben des Alphabets können auch im Rhythmus des Gehens laut gesprochen werden.
- Nun folgt die Steigerung: Das Alphabet wird rückwärts – also von Z bis A – während des Gehens laut aufgesagt.

Varianten:

- Es können Tiere oder Pflanzen nach dem Alphabet rückwärts aufgesagt werden.
- Die Übung eignet sich auch für eine Pause während des Spaziergangs.

Trainingsschwerpunkte:

- Konzentration, Arbeitsgedächtnis, Dual-Task-Training.

Formulierungs-Vorschlag: *Gezielt die Bereiche Konzentration und Arbeitsgedächtnis in Fortbewegung trainiert und Dual Tasking geübt.*

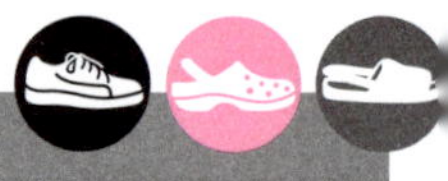

WASCHBÄR, WELS UND WIEDEHOPF

Material: Keins oder bei Bedarf kleines Tierlexikon.

Aufgabe:

- Die AP übt zu den unterschiedlichen Fortbewegungsarten von Tieren auf dem Land, im Wasser und in der Luft jeweils eine bestimmte Bewegungsabfolge ein. Beispiel:
  - Tiere, die laufen (z.B. der Waschbär) = mit den Füßen stampfen
  - Tiere, die schwimmen (z.B. der Wels) = die zusammenliegenden Arme gleichzeitig nach vorn bringen und dann seitlich nach hinten bewegen
  - Tiere, die fliegen (z.B. der Wiedehopf) = mit den Armen flattern
- Die AP nennt ein Tier, die TN machen die festgelegte Bewegung der entsprechenden Tiergruppe.
- Kann ein Tier sich auf zwei Arten fortbewegen, werden beide Bewegungsabfolgen hintereinander ausgeführt. Beispiel: Pinguine bewegen sich an Land fort und können schwimmen.

Varianten:

- Für kognitiv sehr fitte TN kann als zusätzliche Bewegungsart das Klettern eingefügt werden.
- Kognitiv schwächeren TN Hilfestellung geben durch gezielte Hinführung.

Trainingsschwerpunkte:

- Arbeitsgedächtnis, Informationsverarbeitung, Bewegung.

Formulierungs-Vorschlag: *Gezielt die Bereiche Merkfähigkeit, Informationsverarbeitung und Bewegung gefördert.*

WEGBESCHREIBUNG

Material: Keins bzw. vorbereitete Zettel mit Routen-Beschreibungen für eine Variante.

Aufgabe:

- Die Übung wird in der Fortbewegung durchgeführt.
- Die AP gibt Routenhinweise, die von den TN befolgt werden sollen, z. B. „10 Meter geradeaus, dann rechts abbiegen" oder „Bis zur Birke, dort halbrechts" oder „An drei Laternen vorbei, auf der Bank danach warten". Die AP begleitet nur, wartet die Richtungs-Entscheidungen der TN ab.
- Je nach Fähigkeiten der TN werden die Hinweise immer von einer Station zur nächsten gegeben. Dort angekommen, erfolgt die nächste Information. Bei TN mit guter Merkfähigkeit werden gleich zu Beginn der Tour zwei oder drei Hinweise gegeben, die unterwegs nicht mehr wiederholt werden.

Varianten:

- Die TN erhalten vorbereitete Zettel mit Wegbeschreibungen, die ohne weitere Unterstützung gelesen und befolgt werden sollen.

Trainingsschwerpunkte:

- Handlungsanweisungen umsetzen, Informations-Verarbeitung.

Formulierungs-Vorschlag: *Umsetzen von Handlungsanweisungen trainiert, indem beim Denkspaziergang Routen per Wegbeschreibung verfolgt wurden.*

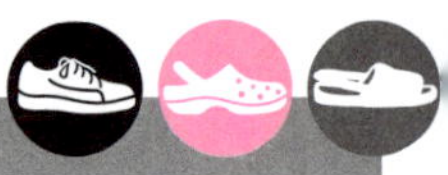

WEGESRAND

Material: Keins, eventuell Schreibmaterial.

Aufgabe:

Die Übung findet in der Fortbewegung statt.

- Die TN bewegen sich gehend fort auf dem Flur, im Garten, auf einem Rundweg im Wohnviertel …
- Sie beobachten, was es unterwegs zu sehen gibt, nennen Begriffe und bilden so eine Wortkette. A beginnt z. B. mit dem Wort „Zaun". B setzt fort mit „Nagetier", weil womöglich gerade eine Feldmaus über den Weg gehuscht ist. Weiter geht es mit „Rose" und danach „Erde" …
- Je nach verfügbarem Zeitrahmen, können anschließend die Wörter erinnert und notiert werden auf Zetteln oder gemeinsam an Tafel oder Flipchart.

Variante:

- Wie oben, aber anstelle einer Wortkette wird ein Alphabet gebildet. Da geht es los mit einem Apfelbaum, danach folgt eine Birke, eine Chrysantheme bis hin zur Ziege.

Trainingsschwerpunkte:

- Visuelle Wahrnehmung und Wortfindung in Fortbewegung.

Formulierungs-Vorschlag: *Im Gehen über eine Strecke von X Metern [X durch entsprechende Zahlen-Angabe ersetzen] visuelle Wahrnehmung und Wortfindung trainiert (gegebenenfalls zusätzlich: Merkfähigkeit).*

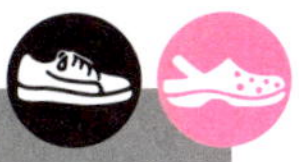

WOLKENLAND

Material: Keins.

Aufgabe:

- Die Übung findet am Platz in einer aktiven Gehpause statt. Voraussetzung ist, dass Wolken am Himmel zu sehen sind.
- Die TN blicken konzentriert in den Himmel, suchen sich eine bestimmte Wolke aus und beobachten die genau. Wie schnell bewegt sie sich? Wie verändert sie sich? An was erinnert ihre Form?
- Solche Beobachtungen lassen sich am besten aus einer entspannten Position heraus durchführen, also in einem Liegestuhl oder auf einer bequemen Bank.
- Hinweis: Um Schwindel zu vermeiden, sollte die AP darauf achten, dass TN nicht zu lange am Stück nach oben schauen und den Kopf nicht im Genick abknicken, sondern sich mit dem gesamten Oberkörper zurücklehnen.

Variante:

- Wie oben, aber A sucht einen Begriff für eine Wolke, z. B. Katze oder Elfe. B rät, um welche Wolke es sich handelt.

Trainingsschwerpunkte:

- Fantasie und Kreativität.

Formulierungs-Vorschlag: *Beim Denkspaziergang Fantasie und Kreativität mit Wolkenbildern gefördert.*

WÜRFEL-BINGO

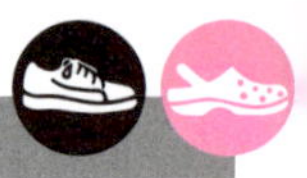

Material: Straßenkreide (alternativ „schreibende Steine“), 1 großer Schaumstoffwürfel.

Aufgabe:

- Die Übung findet am Platz auf einer asphaltierten Fläche statt.
- Es werden 2 Mannschaften gebildet.
- Die TN selbst oder die AP zeichnet mit Straßenkreide ein Spielfeld mit 3 x 3 = 9 oder 4 x 4 = 16 Feldern auf.
- Jede Mannschaft füllt die Felder mit beliebigen Zahlen zwischen 1 und 6.
- Anschließend wird reihum gewürfelt. Geworfene Zahlen werden abgestrichen. Welche Mannschaft hat zuerst alle ihre Zahlen erwürfelt?

Variante:

- Wie oben, aber jede Zahl von 1 bis 6 muss mindestens einmal im Raster vorkommen.

Trainingsschwerpunkte:

- Informations-Verarbeitung, Umsetzen von analogen Informationen in digitale.

Formulierungs-Vorschlag: *Informations-Verarbeitung mit Würfeln, Umsetzen analoger Augenbilder in digitale Zahlen geübt.*

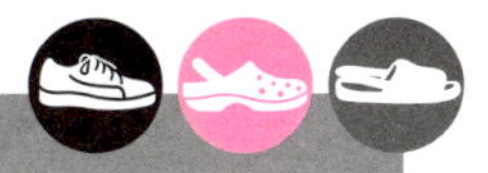

ZAPFENKÖNIG

Material: Je TN 3 kleine Kiefernzapfen (alternativ Kieselsteine, Nüsse, Kastanien, Bucheckern ...).

Aufgabe:

- Am Startpunkt des Rundgangs erhalten alle TN 3 kleine Kiefernzapfen, die möglichst beim Denkspaziergang am Vortag gemeinsam gesammelt wurden. Die Zapfen werden in der Hosentasche oder im Korb des Rollators verstaut.
- Unterwegs werden Gespräche geführt. Die Themen sind beliebig, können von der AP vorgegeben oder frei gewählt werden, z. B. Gartenarbeit, Frühjahrsputz, Straßenverkehr ... Dabei ist das Antworten mit „Ja" und „Nein" strikt verboten. Wer eines der beiden Wörter versehentlich benutzt, muss einen Zapfen abgeben an den Gesprächspartner.
- Nach Möglichkeit sollen die TN während der Gespräche weitergehen. Sturzgefährdete TN legen Gehpausen zum Austausch ein, bleiben beim Gespräch jeweils kurz stehen.

Variante:

- Anstelle allgemeiner Gesprächsthemen geht es darum, Meinungen der TN zu erfragen: Wie gefällt den Gefragten die Gestaltung des Gartens | des Wohnbereichs? Was halten sie von einem neuen Beschäftigungsangebot? usw.

Trainingsschwerpunkte:

- Dual Tasking (Doppelaufgabe), Wortflüssigkeit und Informations-Verarbeitung.

Formulierungs-Vorschlag: *Im Gehen Denkaufgaben gelöst (Dual Tasking), Wortflüssigkeit und Informations-Verarbeitung geübt.*

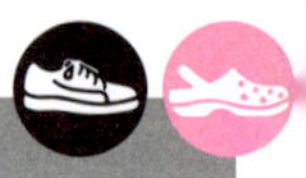

ZIELWERFEN

Material: 3 Kieselsteine je TN und Permanent Marker zum Beschriften, Bandmaß, Schreibzeug zum Notieren der Punkte.

Aufgabe:

- Das Spiel findet am Platz statt.
- Die Gruppe bildet 2 Mannschaften.
- Jeder TN sucht sich oder erhält von der AP 3 kleine Kieselsteine und versieht diese wahlweise mit einem eigenen Symbol oder Namenskürzel bzw. mit einer Mannschaftskennzeichnung.
- Dann wird ein Ziel festgelegt – ein dicker Stein, ein Blumenkübel, ein aufgezeichneter Kreis …
- Die kleinen Kieselsteine sollen so dicht wie möglich an das Zielobjekt geworfen werden. Dabei ist es erlaubt, gegnerische Steine wegzukicken. Am Ende werden die 3 Steine gezählt, die am dichtesten am Ziel liegen. Sie ergeben je einen Punkt. In Zweifelsfällen misst die AP mit einem Bandmaß nach. Welche Mannschaft hat am Ende die meisten Punkte?

Varianten:

- Wird ein gegnerischer Stein getroffen, gibt es 1 Punkt Abzug.
- Im Herbst anstelle von Kieselsteinen eventuell Kastanien verwenden.

Trainingsschwerpunkte:

- Auge-Hand-Koordination.

Formulierungs-Vorschlag: *Beim Zielwerfen Auge-Hand-Koordination trainiert.*

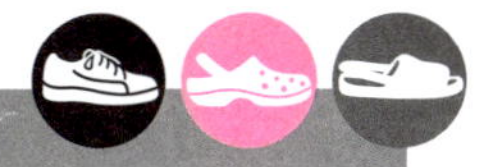

ZUM SCHLUSS

Material: Keins.

Aufgabe:

- Zu Beginn der Tour weist die AP alle TN darauf hin, dass sie genau beobachten sollen, was unterwegs zu sehen und zu hören ist und dass sie später Fragen zum Erlebten stellen wird.
- Nach dem Spaziergang überlegen alle gemeinsam:
  - Wie viele Personen sind uns entgegengekommen?
  - Welche Personen haben uns überholt?
  - Haben wir Jogger gesehen, Menschen mit Kinderwagen …?
  - Gab es unterwegs einen Briefkasten?
  - Im Ort: Was gab es in bestimmten Schaufenstern zu sehen?
  - Welche Tiere sind uns begegnet?
  - …

Variante:

- Variante im Haus: Welche bekannten Personen haben wir unterwegs getroffen? Wer saß in der Cafeteria? Gab es unterwegs Auffälligkeiten?

Trainingsschwerpunkte:

- Arbeitsgedächtnis, Wahrnehmung, Wortfindung.

Formulierungs-Vorschlag: *Gezielt Arbeitsgedächtnis, Merkfähigkeit, visuelle und akustische Wahrnehmung sowie Wortfindung gefördert.*

SCHATZSUCHE & CO. – MIT ALLEN SINNEN AUF ENTDECKUNGSTOUR

Exkursionen in die nähere Umgebung mit Orientierungs- und Suchübungen sind seit vielen Generationen ein beliebtes Freizeitvergnügen. Waren früher Kinder und Jugendliche auf einer traditionellen Schnitzeljagd oder Erwachsene auf einer Autorallye unterwegs, gehen heutzutage alle Altersgruppen auf moderne Schatzsuche, z. B. mittels Smartphone.

In diesem Kapitel stellen wir einige Ideen für besondere Entdeckungstouren vor, die auch mit Menschen in stationären und teilstationären Einrichtungen durchgeführt werden können.

Sinnes-Spaziergang im Garten

Fast alle Einrichtungen verfügen über einen schönen Garten, denn solch ein gestaltetes Außengelände leistet einen wichtigen Beitrag zum Wohlbefinden der Bewohner, wenn es für alle zugänglich ist.

Um auch Angehörige und Betreuungspersonal zur Nutzung des Gartens zu animieren, ist vor vielen Jahren in einer Einrichtung die Idee eines Sinnes-Spaziergangs durch das Gartengelände entstanden. Zunächst wurden die Wege und Anlagen so gestaltet, dass an vielen Stellen Elemente mit aufforderndem Charakter anzutreffen sind, die die unterschiedlichen Sinne des Menschen ansprechen und die Bewohner und Gäste dazu anregen, vielfältige Sinneserfahrungen zu machen (z. B. Klangspiele, Fühltafeln, Tonkugeln mit Sprüchen). Zwei ortsansässige Firmen – eine Gartenbaufirma und eine auf Heilkräuter spezialisierte Apotheke – gestalteten zusätzlich ein Sinnesbeet mit alten, klassischen Pflanzen, welche in Kräuter- und Apothekengärten häufig anzutreffen waren und die als Schmuck, aber auch als Duft Freude bereiten.

Ein Leitfaden wurde erstellt, der neugierig macht auf das Erforschen des Gartens und dazu anregt, aufmerksam alle Sinne zu nutzen. Das Heft enthält zu den einzelnen Gewächsen jeweils Informationen, z. B. zur Verwendung als Heilkraut und in der Küche. Großformatige Bilder laden zur Suche ein: Um welche Pflanze handelt es sich, an welcher Stelle finde ich sie? Lyrische Gedanken ergänzen die einzelnen Beiträge. Und außerdem finden sich immer wieder Rätsel und Quizfragen zu den jeweiligen Blumen, Pflanzen und Kräutern und geben den Bewohnern, Gästen und Angehörigen fortlaufend Anlass, während des Spaziergangs ins Gespräch zu kommen.

Das spiralgebundene Heft im DIN A 4-Format ist an der Pforte des Seniorenheims zur Ausleihe erhältlich; alle Seiten sind laminiert, so dass sie wetterfest und abwischbar sind. Der Sinnes-Spaziergang hat sich seit vielen Jahren bewährt und wird zur Nachahmung empfohlen!

Beispiel: Die Rose

Die Rose gehört zweifelsohne zu den bekanntesten und beliebtesten klassischen Pflanzen alter Gärten. Wie z. B. den Apfelbaum, den Frauenmantel oder den Mandelbaum zählt man sie zur großen und vielseitigen Familie der Rosengewächse.
Im Gegensatz zur sog. Hundsrose (der Wildform) werden sämtliche Rosen gezüchtet und aus Liebhaberei kultiviert. Man gewinnt aus ihr noch das edle ätherische Öl, welches in der Parfümherstellung Bedeutung hat. Dafür legten früher Parfumeure die kostbaren Blütenblätter auf Schweineschmalz, welches das Öl in sich aufnimmt. Durch anschließende Reinigung und Extraktion erhält man dann das feinduftende Öl.

Kleines Rosenquiz

1. *Welche Rose ist auf dem Landeswappen von NRW zu sehen?*
2. *Wer sang das Lied „Für mich soll's rote Rosen regnen"?*
3. *Wie heißt im Märchen die Schwester von Schneeweißchen?*
4. *Wie heißt es weiter: „Rote Rosen, rote Lippen …"?*
5. *Welches Wintergemüse hat die Form von kleinen Knospen?*
6. *Wie heißt das Pferd von Don Quijote?*
7. *Wie heißt die Oper von Richard Strauß?*
8. *Welche Hecke schützt Dornröschen in seinem hundertjährigen Schlaf?*
9. *Wie heißt die Pflanze, die in der Trockenheit wie vertrocknet aussieht, jedoch bei Feuchtigkeit ergrünt?*
10. *Drei Frauen wurden in drei rote Rosen verwandelt. Eine der Rosen bekam in der Neujahrsnacht die Erlaubnis, ihren Mann in ihrer wirklichen Gestalt zu besuchen. „Wenn du morgen früh nach Tagesanbruch auf die Zauberwiese kommst und mich abpflückst", sagte die Frau, „bin ich von dem bösen Zauber erlöst. Du darfst mir aber nicht folgen, wenn ich dich beim Morgengrauen verlasse, sondern du musst auf andere Weise herausfinden, welche von den drei Rosen ich bin." – An welchem Merkmal erkannte der Mann seine Frau in Rosengestalt?*

Lösungen:

1. Die Lippische Rose
2. Hildegard Knef
3. Rosenrot
4. … roter Wein
5. Rosenkohl
6. Rosinante
7. Der Rosenkavalier
8. Eine Rosenhecke
9. Rose von Jericho
10. Auf der betreffenden Rose lagen keine Tautropfen.

Auf Schnitzeljagd durch die Natur

Eine Schnitzeljagd ist ein seit Generationen bekanntes Erlebnisspiel, bei dem es spannende Aufgaben und knifflige Rätsel zu lösen gilt. Auch jüngeren Erwachsenen und Senioren macht eine solche Rätseltour viel Spaß, vielleicht gemeinsam mit jüngeren Gästen. An verschiedenen Stationen sind Aufgaben zu erledigen und Fragen zu beantworten und auf einem vorbereiteten „Tüftelbogen" einzutragen.

Beispiel: Eine Schnitzeljagd durch den Garten

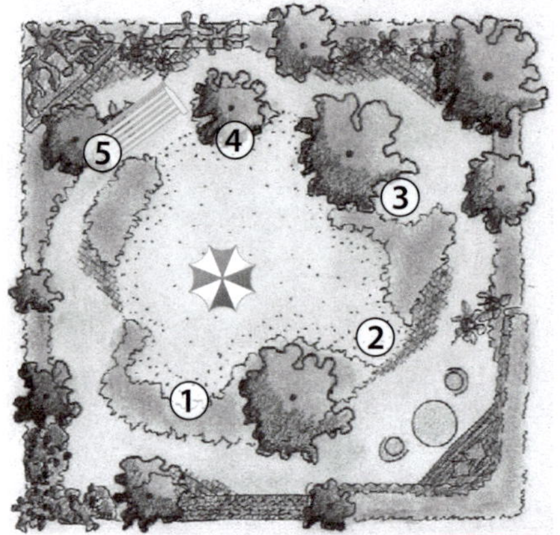

Tüftelbogen

An den einzelnen Stationen sind die Lösungsbuchstaben auf die unter den Aufgaben stehenden Linien einzutragen. Die mit Zahlen versehenen Buchstaben ergeben in der Reihenfolge von 1 – 5 das gesuchte Lösungswort.

1. Station: *Die Tour beginnt am großen Baum direkt hinter der Terrasse. Wie viele Vogelhäuschen sind von hier aus zu sehen?*

Lösung: _ _ _ _
4

2. Station: *Gehen Sie weiter bis zur Grünfläche. Worum handelt es sich hier – um eine Wiese oder einen Rasen? [Hinweis: Ein Rasen wir sehr oft gemäht. Es wachsen nur wenige Pflanzenarten auf ihm. Eine Wiese ist eine naturbelassene Grünfläche, die einmal im Jahr gemäht wird. Hier befinden sich mehr Blumen und Kleintiere.]*

Lösung: _ _ _ _ _
3

3. Station: *Weiter geht es bis zur Fläche mit den Obststräuchern. Welche Beeren können Sie hier im Sommer pflücken?*

Lösung: _ _ _ _ _ _ _ _ _ _ _
1

4. Station: *Gehen Sie weiter, bis Sie den größten Baum des Gartens erreichen. Es handelt sich um einen heimischen Laubbaum mit grauer und von länglichen Furchen durchzogener Rinde. Sein Holz wird vor allem in der Bildhauerei, zum Schnitzen und für Drechselarbeiten verwendet, aber auch zur Fertigung von Fässern und Behältern.*

Lösung: _ _ _ _ _
5

5. Station: *Gehen Sie bis zur braunen Holzbank, dort heißt es innehalten und schauen. Sie sehen dort einen stattlichen Strauch mit ledrigen Blättern und blauen Blüten, die vor der Blütezeit geerntet werden müssen. Die Gewürzpflanze wird in der Küche verwendet und wirkt als Heilkraut ausgleichend auf Kreislauf und Nerven.*

Lösung: _ _ _ _ _ _ _ _
2

Lösungen: 1. Zwei (E) 2. Rasen (S) 3. Jostabeeren (A) 4. Linde (L) 5. Rosmarin (M)

Lösungswort: AMSEL

Unterwegs auf Lauschtour

Seit 2011 gibt es im Tourismusbereich die sogenannten „Lauschtouren" – hier handelt es sich um audio-geführte Spaziergänge per Smartphone, die in vielen Regionen Deutschlands Museen, Städte, Kultur- und Naturschätze in einer besonderen Form erlebbar machen.[1] Dafür kann im Apple App-Store oder auf Google Play die „Lauschtour-App" geladen werden. Die Touren können mit aktiviertem GPS oder mit vorher gespeicherten Inhalten offline durchgeführt werden, so dass unterwegs kein Internetempfang mehr nötig ist.

Warum nicht eine solche Lauschtour für das eigene Gelände selber produzieren?

Zur Aufnahme reicht schon ein Smartphone, mit dem kurze Erklärtexte und Geräusche aufgenommen werden können.

Weitere Ideen:

- Fotografien lenken zu den Anlaufstationen in dem Gelände, in dem die Lauschtour stattfinden soll, z.B. führt der Weg zu einem Vogelhaus, dann zum Briefkasten, anschließend zum Straßenschild …
- Auch gesprochene Rätsel können zum nächsten Standort führen, z.B. „Die Lösung der Rechenaufgabe 7 plus 5 führt zur nächsten Station." Der Briefkasten mit der täglichen Leerung um 12 Uhr wäre beispielsweise der nächste Bestimmungsort.
- Geräusche im Umkreis der einzelnen Stationen aufnehmen, die die Teilnehmer erraten sollen, z.B. ein Spielplatz, Geklapper aus der Küche …
- Gegenstände beschreiben: ihre Eigenschaften, Entstehung, Geschichte – die Hörer raten, was gemeint ist und wo sie zu finden sind.

1 Eine Übersicht über die bisherigen Lauschtouren gibt es hier: https://www.lauschtour.de/produktionen/

Rallye einmal anders: Geocaching und Letterboxing

Jüngere Leute verschiedener Generationen nutzen heute auch Technik für ihre Schatzsuche.

Unter dem Stichwort „Geocaching" gehen sie mit GPS-Geräten auf Tour. Das Smartphone in der Hand, erkunden sie die Gegend und suchen nach versteckten Objekten, den „Caches". In einer entsprechenden App[2] geben sie Koordinaten ein, die am Ende zum Ziel führen. Eine Übersicht über die Caches in der Nähe liefert das Internet. Es braucht ein bisschen technisches Know-how. Dieses liefert entweder ein Fachbuch[3] oder die Kooperation mit einer Jugendgruppe, z. B. Schulklasse oder über die Kirchengemeinde.

Einfacher im Handling ist das so genannte „Letterboxing". Es kommt ohne digitale Technik aus. Freaks verwenden Kompass, Wanderkarte, Stift und Papier. Ein Objekt wird in einer Art Briefkasten versteckt, den es zu finden gilt. Hinweise finden sich im Internet, verpackt in Rätsel unterschiedlicher Schwierigkeitsgrade[4]. Ist das Objekt gefunden, können die „Jäger" ihren Erfolg per Stempelabdruck im persönlichen Logbuch dokumentieren. Gibt es in der Nähe einen bereits versteckten Schatz, ist es unbedingt erforderlich, sich vor der Aktion mit einer Gruppe davon zu überzeugen, dass das Zielobjekt noch vorhanden ist.

Dieser Idee folgend können Aktivierer im Garten der Pflegeeinrichtung oder im nahegelegenen Park spezielle Boxen nur für den eigenen Bedarf verstecken. So wird ein einfacher Spaziergang zum spannenden Abenteuer.

---

2 Klassiker für Android-Geräte sind c:geo (nur Google Play) oder Geocaching von Groundspeed (auch für iOS)

3 Empfehlenswert ist das folgende Buch: Robin Ewers, Geocaching für Einsteiger. Basiswissen für die Praxis, Bruckmann Verlag, München 2014

4 Siehe http://www.letterboxing-germany.info/

Rätsel-Beispiel

Aufgabe an Station 1: *Gehen Sie bis zum Apfelbaum. Von dort aus sehen Sie ein gelbes Schild. Die Quersumme der dort genannten Zahl ergibt die Meterzahl bis zur nächsten Station.*

Aufgabe an Station 2: *Die Metallspitze des von hier aus sichtbaren Gartentors zeigt die Richtung an, in der sich Station 3 befindet. Bleiben Sie dort stehen, wo das Wasser fließt.*

...

Aufgabe an Station 5: *Die Box befindet sich an einem Nahrungsbehälter für Pflanzen. [Lösung: Regentonne]*

REGELN FÜR ANLEITENDE PERSONEN

Wer Denkspaziergänge mit alten Menschen plant, muss diese gut vorbereiten. Zu Beginn bedeutet das einigen Aufwand. Mit etwas Erfahrung wird immer weniger Zeit benötigt, vor allem, wenn TN und Umgebung bekannt sind.

Gruppen- oder Einzelaktivität

Alle Übungen sind vor allem für die Durchführung in einer Gruppensituation – Betreuungskraft oder andere anleitende Person (AP) plus Bewohner – vorgesehen.

Pro Begleitperson sollten maximal 2 bis 3 Personen am Denkspaziergang teilnehmen (z. B. ein passiver Rollstuhlfahrer und 2 mobile TN); bei schwächeren TN eher weniger. Es kommt auf die körperliche und geistige Konstitution an; Entscheidungen sind im Einzelfall zu treffen.

Streckenauswahl

Die Wegstrecke sollte nicht zu lang sein, aber trotzdem Interessantes bieten. Wenn die Einrichtung, in der die TN leben, über einen Garten verfügt, kann der Denkspaziergang dort durchgeführt werden. Andernfalls bieten Grünanlagen und Parks, Wiese und Wald, sogar Wohngebiete, Einkaufszentren und Fußgängerzonen Möglichkeiten für diese Art der Betätigung.

Im Übrigen eignen sich Räumlichkeiten auf dem Wohnbereich wie Flure, Foyers, größere Therapie- oder Gymnastikräume usw. ebenfalls für Denkspaziergänge. Nicht nur bei schlechtem Wetter bilden sie eine gute Alternative zur freien Natur. Werden diese Aktivitäten ins Haus verlegt, lernen so manche Bewohner die eigene Wohnumgebung völlig neu kennen, weil sie sich mit gezielten Aufgaben aufmerksam und mit offenen Augen durch die Räume bewegen.

Vorab ist zu klären:

- Wo sind Sitzgelegenheiten für die TN?
- Wo gibt es in der Natur etwas für die Sinne zu erleben?
- Wo können Bewegungsübungen am Platz in aktiven Pausen ausgeführt werden?
- Welche Schwierigkeiten und Hindernisse liegen auf der Strecke (Treppen, Unebenheiten, Steigungen, abrupte Richtungswechsel …)?
- Wie lang ist die vorgesehene Strecke? Gibt es Abkürzungen für Notfälle?
- Ist das Gelände begrenzt (Zäune, Hecken usw.)?

Die AP sollte den geplanten Weg kennen oder im Vorfeld abgehen, um sich auf Besonderheiten der Strecke vorzubereiten oder den Wegverlauf bei Bedarf spontan zu variieren. Möglich ist auch, vorab zu einem Treffpunkt zu gehen und dort Dinge zu verstecken, Geruchsproben abzulegen oder sogar Getränke zu deponieren. Für alte Menschen, insbesondere wenn es sich um Neulinge beim Denkspaziergang handelt, eignen sich Gärten und Grünanlagen mit verzweigtem und überschaubarem Wegenetz besonders. So kann sich die AP gut einen Eindruck von der Leistungsfähigkeit ihrer TN verschaffen. Solche Anlagen verfügen außerdem meist über Ruhezonen, die für Spiele und Übungen am Platz genutzt werden können.

Dauer und Streckenlänge

Die reinen Gehzeiten sollten nicht zu lang sein. Es ist zu bedenken, dass die TN aufgrund der kognitiven Anforderungen deutlich länger für das Zurücklegen der Strecke benötigen als bei einem normalen Spaziergang ohne begleitende Übungen. So kann sich ein Denkspaziergang, vor allem bei motorisch eingeschränkten und untrainierten TN durchaus auf die sehr überschaubare Strecke eines Flurs auf dem eigenen Wohnbereich beschränken.

Sowohl die Dauer als auch die Streckenlänge sind kaum pauschal festzulegen. Sie stehen in engem Zusammenhang mit der individuellen Situation jedes einzelnen TN. Daher ist es sinnvoll, für eine Entscheidung über diese Eckdaten die Pflegeplanung heranzuziehen, die im Idealfall Angaben zur Mobilität und Belastbarkeit jedes TN macht. Hilfreich ist, wenn dort genau formuliert ist, wer sich wie, wie weit, wie lange und mit welchen Hilfsmitteln bewegen kann.

Allgemein ist es sinnvoll, Denkspaziergänge zunächst mit sehr kurzen Sequenzen von wenigen Minuten einzuführen. Grundsätzlich macht es mehr Sinn, täglich wenige Minuten spazieren zu gehen, als einmal wöchentlich eine Stunde. Selbst für trainierte Denkspaziergängerinnen sollte eine solche Einheit nie länger als eine Stunde dauern, da spätestens dann selbst bei vorhandener körperlicher Belastbarkeit Aufmerksamkeit und Konzentration nachlassen.

Kleidung

Die Kleidung der TN sollte dem Wetter angemessen sein. Geht es in den Wald, ist auch im Sommer eine Strickjacke zu empfehlen. Ältere Menschen frieren leicht, selbst bei höheren Temperaturen. Ein Sonnenhut oder ein Cap schützen bei sommerlichem Wetter. Natürlich muss für einen Spaziergang das Schuhwerk passend sein – flache, geschlossene Schuhe mit griffigem Profil.

Materialrucksack

Es hat sich bewährt, das auf dem Denkspaziergang benötigte Material in einem Rucksack mitzuführen. Der größte Vorteil ist, dass die Hände unterwegs frei bleiben.

Im Rucksack befinden sich alle für die vorgesehene Einheit speziell benötigten Requisiten und das Trainingsmaterial, das für die vorgesehenen Übungen benötigt wird, außerdem als Grundausstattung folgende Utensilien:

- 1 Ball, am besten aufblasbar, z. B. Redondo® Ball,
- Tuch zum Abdecken von Materialien,
- Zahlen und Buchstaben (aus Holz oder laminierte Karten),
- Pins und Klebeband,
- Müllbeutel für Abfall,
- Plastikdose für zu sammelndes Material,
- Notizblock und Stift.

Weitere Dinge, die unterwegs benötigt werden, hat die AP entweder in einem Extrafach im Rucksack oder in einer zusätzlichen Gürteltasche. Dazu gehören in jedem Fall

- geladenes Mobiltelefon oder Smartphone,
- Erste-Hilfe-Kit oder mindestens eine Pflasterbox,
- Papiertaschentücher,
- Traubenzucker,
- Kleingeld.

Gangsicherheit

Im Alter benötigen Menschen für Alltagsbewegungen in der Regel mehr so genannte Prozesskapazität, um Abläufe zu realisieren. Das gilt auch für stereotype Bewegungen wie das Gehen. Pflegewissenschaftler haben festgestellt, dass die meisten Stürze beim Gehen passieren, wenn alte Menschen Drehbewegungen ausführen oder sich mit ihren Begleitern unterhalten. Einige Übungen bei Denkspaziergängen sind so konzipiert, dass sie aufmerksamkeitsabhängige Bewegungsleistungen gezielt trainieren. Bei diesem Dual-Task-Training wird über das gleichzeitige Ausführen einer Bewegung (z. B. Gehen) und einer kognitiven Aufgabe (z. B. Rechnen) die Aufmerksamkeitsleistung der TN unter geschützten Rahmenbedingungen geschult und verbessert (siehe dazu auch S. 17). Um die Sicherheit der TN zu gewährleisten, gilt unbedingt: Jede Begleitperson bleibt bei ihrer Kleingruppe!

Während der Übungsrunden sollten die TN bei Bedarf zwischendurch Möglichkeiten zum Sitzen haben. Das können Bänke sein, extra aufgestellte (Klapp-)Stühle oder mitgebrachte Rollatoren.

Aufbau der Denkspaziergänge

Zwar gibt es keine festen Regeln, wie solche Einheiten aufgebaut sein müssen, aber ein paar Grundsätze sollten AP dennoch berücksichtigen. Auf jeden Fall sollte die Umgebung für das Training inhaltlich genutzt werden. Das heißt, sie ist nicht nur „Trainingsgerät" im Sinn der Gehstrecke, sondern sie sollte in die Aufgabenstellung einbezogen sein.

Die Zusammenstellung des Programms kann sich an den Regeln für eine Gehirntrainingsstunde orientieren. So sollte nach einer kurzen Erwärmung durch Bewegung eine Aufgabe zum Training der Informations-Verarbeitung angeboten werden. Erst danach folgt eine Übung für die Merkfähigkeit. Diese beiden Komponenten gehören möglichst in jeden Denkspaziergang. Allerdings können sie auch in

Form einer gemischten Übung einfließen, die das Arbeitsgedächtnis insgesamt fordert und so beide Grundfunktionen beinhaltet. Das Arbeitsgedächtnis zu trainieren, ist quasi die Pflicht in jedem Programm. Diese kann ergänzt werden durch die Kür, d. h. zum Beispiel Aktivitäten, die das Langzeitgedächtnis fordern, Aufgaben zur Konzentration, Kreativität, Wortfindung, Wortflüssigkeit usw.

Unumstößliche Regel sollte sein, dass bei jedem Denkspaziergang mehrere Sinne gefordert werden. Das ergibt sich im Freien jedoch fast von selbst. Da gibt es immer etwas zu sehen, zu hören, zu riechen und zu tasten. Lediglich das Schmecken ist nicht immer beteiligt, ergibt sich oft nur zu bestimmten Jahreszeiten oder in spezieller Umgebung.

Eine eigene Möglichkeit der Programmgestaltung ist ein Thema als roter Faden. Wie bei Gehirntrainingsstunden dreht sich dabei alles um Rosen oder Bienen, Düfte oder Farben usw. Häufig ergibt sich ein Thema durch eine besondere Strecke oder Umgebung wie Garten oder Wein, Hausbau oder Straßenverkehr.

Individuell und situationsorientiert planen

Die kognitiven Ressourcen von Menschen bleiben nur dann erhalten oder Defizite können kompensiert werden, wenn die Betreffenden regelmäßig ihr Gehirn fordern und trainieren. Daher bedarf es einer genauen Planung, um alle Bewohner zu erreichen und jeweils die individuell passende Denkaufgabe auszuwählen.

Folgende Aspekte helfen bei der Planung:

- Klären Sie vor jedem Besuch der Bewohnerinnen mit dem Pflegeteam ab, ob jemand aktuell durch akute Schmerzen oder schlechten Allgemeinzustand eingeschränkt ist. Wenn der Denkspaziergang an diesem Tag ausfallen muss, freuen sich Betroffene trotzdem über einen kurzen Besuch der AP.

- Erläutern Sie den TN das Konzept und dass es darum geht, sich durch die Kombination von Bewegung und Denkaufgaben körperlich und geistig fit zu halten. So können TN Motivation entwickeln und sich auf diese besondere Aktivität einstellen.
- Führen Sie kurze Begrüßungs-und Abschluss-Rituale ein. Zu Beginn kann das die Begrüßung mit Handschlag oder eine Initialberührung an der Schulter sein, zum Abschied können Sie z.B. auf den nächsten Programmpunkt im Haus verweisen. Die Ansprache mit dem Namen gehört immer mit dazu.
- Zeigen Sie den TN immer wieder auf, was die jeweils auf dem Programm stehende Übung für deren Alltag bedeutet. Wo hilft es ihnen ganz konkret, ihre kognitiven Ressourcen zu erhalten oder neu zu erarbeiten?
- Animieren Sie die TN, sich auch selbstständig mit den Aufgaben zu beschäftigen. Erklären Sie ihnen, dass nur durch ständiges Training ein Effekt eintreten kann.
- Passen Sie die Übungen immer wieder an, so dass sie für die TN eine Herausforderung bedeuten. Auch wenn nicht auf Anhieb alles klappt – der Wert des Trainings liegt vor allem im Üben, d.h. die Denkaufgaben unterwegs dürfen durchaus anstrengend oder schwierig sein.
- Zeigen Sie den TN Erfolge auf. Dabei bedeutet Erfolg nicht unbedingt, dass sich immer etwas verbessern muss. Erhalt der geistigen Ressourcen ist oft bereits ein großer Erfolg!
- Am Ende einer Einheit sollte immer ein Erfolgserlebnis stehen, denn der Denkspaziergang soll nicht frustrieren, sondern den Tag erlebnisreich gestalten. Halten Sie für den Fall einer eventuellen Überforderung zusätzlich eine andere, kurze Aufgabe bereit, die Ihre TN gut können.

Körperliche Belastung dosieren

Selbst wenn keine speziellen Denkaufgaben gestellt werden, gibt solch ein Denkspaziergang dem Gehirn Impulse. Bei bewegungseingeschränkten Menschen ist schon von einer Art Ausdauertraining auszugehen, wenn eine stoffwechselrelevante körperliche Belastung erfolgt. Schwitzen, veränderte Gesichtsfarbe, höhere Atemfrequenz, Sprechen, subjektives Empfinden usw. zeigen an, dass der Stoffwechsel in Gang kommt. Solche Aktivitäten verbessern nachweislich nicht nur die Informationsverarbeitung und sorgen für mehr Schnelligkeit beim Denken, sondern sie wirken gleichzeitig positiv auf die Gewebestrukturen des Gehirns.

Ausdauertraining – bereits ohne kognitive Tätigkeit – hat eine Reihe positiver Effekte:

- Neubildung von Nervenzellen.
- Verknüpfung von Nervenzellen (Synapsen).
- Verbesserter Hirnstoffwechsel.
- Bessere Aufmerksamkeitssteuerung.
- Geringerer Aufwand bei der Unterscheidung zwischen wichtigen und unwichtigen Infos (→ effektivere Aufgabenbewältigung).
- Anatomische Struktur des Gehirns: Geringere Verluste an Gewebedichte.
- Höhere kognitive Leistungsfähigkeit.

Um diese Wirkungen zu erzielen, muss die körperliche Anforderung gut dosiert werden. Ein alter und pflegebedürftiger Mensch kann, darf und soll sich durchaus anstrengen. Er sollte jedoch nicht überfordert werden und keine (Sturz-)Risiken eingehen. Vorhandene Kompetenzen und Ressourcen sollten von den Pflegenden und verantwortlichen Betreuungskräften sorgfältig erhoben und eingeschätzt werden. Die Balance von Autonomie und Sicherheit muss stimmen. Ein funktionierendes Miteinander von Pflege und sozialer Betreuung ist hier wichtig, um individuell auf jeden Einzelnen eingehen zu können.

Gemeinsam sind folgende Punkte zu klären:
- Selbstständig mobil oder mit Begleitung? Wenn Begleitung – Fachkraft, Hilfskraft …?
- Sturzrisiko?
- Orientiert? In allen Bereichen oder mit welchen Einschränkungen?
- Mobil im Umkreis von … – genau festlegen, z. B. Wohnbereich, hauseigener Garten, Wohnumfeld …
- Gehfähig auf einer Strecke von … – festlegen in Metern.
- Welche Hilfsmittel werden benötigt – Gehstock, Gehbock, Rollator, Rollstuhl?
- Ist für Spaziergänge bestimmtes Schuhwerk erforderlich?
- Gibt es Empfehlungen hinsichtlich eines Gehtrainings, z. B. von behandelnden Physiotherapeuten?

Sind alle diese Punkte geklärt, lässt sich Belastungsintensität beeinflussen durch verschiedene Kriterien, die die AP bei ihrer Planung und Durchführung steuern kann, z. B.
- Schrittlänge,
- Schrittfrequenz,
- Armeinsatz,
- Geräte (Stöcke, Brasils® …),
- Tempo,
- Strecke (Länge, Steigung, Wegbeschaffenheit mit wechselnden Untergründen, Treppen usw.),
- Dauer.

Literatur

EWERS, Robin: Geocaching für Einsteiger. Basiswissen für die Praxis, Bruckmann Verlag, München 2014

FRIESE, Andrea: Formulierungshilfen. Aktivitäten der sozialen Betreuung dokumentieren, Vincentz Network, 2. ergänzte Aufl., Hannover 2017

FRIESE, Andrea | JASPER, Bettina M.: Aktivieren mit System. Sinnvolle und zielorientierte soziale Betreuung, Vincentz Network, Hannover 2018

JASPER, Bettina M. | FRIESE, Andrea: Denkkonfekt. Mit kurzen Denkaufgaben den Tag versüßen, Vincentz Network, Hannover 2018

JASPER, Bettina M.: Bewegungshäppchen. Alltagsmobilität täglich individuell fördern, Vincentz Network, Hannover 2017

JASPER, Bettina M.: Formulierungshilfen Mobilität und Beweglichkeit individuell beschreiben, Vincentz Network, Hannover 2017

JASPER, Bettina M.: Das Gehirntrainingsbuch. Alltagsfähigkeiten fördern und erhalten, Vincentz Network, Hannover 2015

JASPER, Bettina M.: Das Bewegungsbuch. Mit Alltagsmaterial trainieren und Spaß haben, Vincentz Network, Hannover 2014

JASPER, Bettina M.: Brainfitness. Meyer & Meyer Verlag, Aachen, 3. überarbeitete und ergänzte Auflage 2012

JASPER, Bettina M.: Bewegen, Trainieren, Denken. So fördern Sie Heimbewohner optimal, Vincentz Network, Hannover 2012

JASPER, Bettina M.: Brainwalking. Mental fit beim Gehen! Mey-er & Meyer Verlag, Aachen 2010

JASPER, Bettina M. | REGELIN, Petra: Geistig fit & mobil bis ins hohe Alter. Bewegen und Denken im Alter fördern, Trias Verlag, Stuttgart 2009, ISBN 978-3-8304-3497-9

JASPER, Bettina M.: Farbenfroh aktivieren. Mit Rot, Gelb, Blau das Gedächtnis trainieren, die Bewegung fördern, Vincentz Network, Hannover 2007

Dank

Erscheint ein neues Buch, so stehen zunächst die Autorinnen im Fokus. Klar, die Idee stammt von uns, wir haben die Inhalte und die Art ihrer Darstellung erdacht, die Texte verfasst, das Buch geschrieben. Ganz am Ende stand noch das Lesen und Korrigieren der Druckfahnen. Das alles ist zwar Arbeit, aber diese Arbeit hat uns Spaß gemacht. Und das liegt u. a. daran, dass weitere Menschen am Entstehen dieses Druckerzeugnisses beteiligt sind, diese uns unterstützen und dafür sorgen, dass schließlich ein präsentables Produkt dabei herauskommt, das im besten Fall auch noch verkauft wird und viele Leserinnen und Leser erreicht. So richtet sich unser Dank an folgende Menschen, die am Erscheinen des Denkspaziergangs beteiligt waren:

- **Bettina Schäfer.** Wie bei all unseren bisherigen Publikationen hat sie das Entstehen auch dieses Mal mit viel Geduld und Ruhe begleitet und war mit Ideen und Impulsen immer für uns da.

- **Klaus Mencke.** Er hat es mal wieder mal mit Fassung ertragen, dass wir beide neben dem aktuell zu bearbeitenden Produkt eine Fülle von Ideen für weitere Publikationen entwickeln und bei unserer Arbeit nicht immer die Reihenfolge einhalten, die vielleicht aus der Sicht des Verlags die bessere wäre.

- **Rita Zottl.** Als noch keine Silbe geschrieben war, ist es ihr trotzdem gelungen, das Cover zu gestalten. Das war unser Wunsch, weil wir auf ein erkennbar gemeinsames Erscheinungsbild mit den bereits vorher erschienenen Titeln Bewegungshäppchen und Denkkonfekt Wert legten.

- **Beatrice Mentler.** Sie ist diejenige, die mit ihrer Gestaltung von Anzeigen in verschiedenen Publikationen dafür sorgt, dass der neue Titel bekannt wird und hoffentlich viele Leserinnen und Leser erreicht.

- **Teilnehmerinnen und Teilnehmer** in unseren Kursen und Veranstaltungen. Durch ihre Fragen und Anmerkungen in unterschiedlichen Zusammenhängen liefern sie uns quasi nebenbei und oft per Zufall immer neue Ideen.

Autorinnen

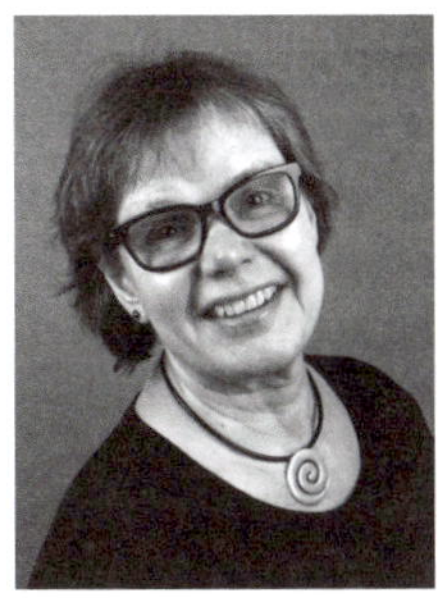

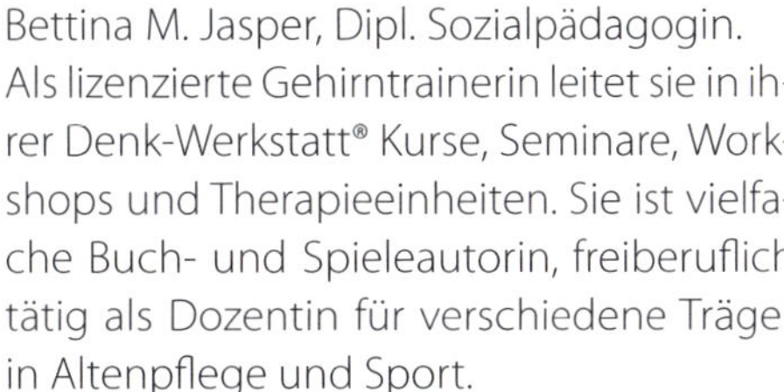

Bettina M. Jasper, Dipl. Sozialpädagogin.
Als lizenzierte Gehirntrainerin leitet sie in ihrer Denk-Werkstatt® Kurse, Seminare, Workshops und Therapieeinheiten. Sie ist vielfache Buch- und Spieleautorin, freiberuflich tätig als Dozentin für verschiedene Träger in Altenpflege und Sport.
Seit 1991 unterrichtet sie an der staatlich anerkannten Fachschule für Altenpflege Sancta Maria in Bühl in den Schwerpunkten Gerontologie, Aktivierung und Rehabilitation sowie Psychiatrie und im Fach Deutsch.

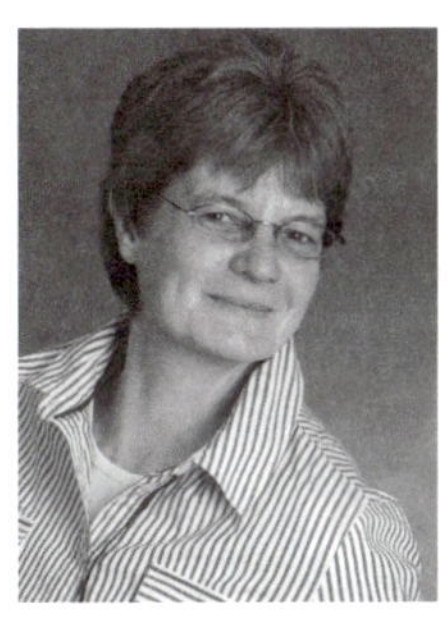

Andrea Friese, Pädagogin und promovierte Erziehungswissenschaftlerin.
Sie ist als lizenzierte Gedächtnistrainerin, Fachtherapeutin für Hirnleistungsstörungen sowie als Ausbildungsreferentin und Pädagogische Leitung im Bundesverband Gedächtnistraining e.V. tätig.
Ab 1992 arbeitete sie viele Jahre lang im Sozialen Dienst eines Seniorenzentrums, seit 2010 begleitet sie ehrenamtlich ein Demenz-Café und eine Selbsthilfegruppe für pflegende Angehörige der Alzheimer Gesellschaft Bergheim e.V.
Daneben ist sie freiberuflich tätig als Dozentin für verschiedene Bildungswerke, in Inhouse-Schulungen sowie als Online-Dozentin.

Unser Tipp

… weitere Bücher von Bettina M. Jasper und Andrea Friese

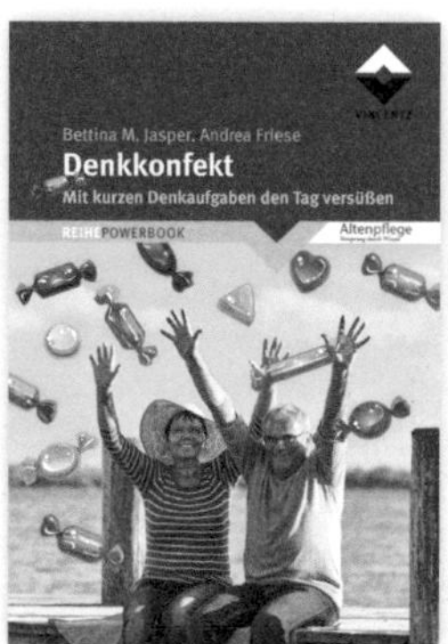

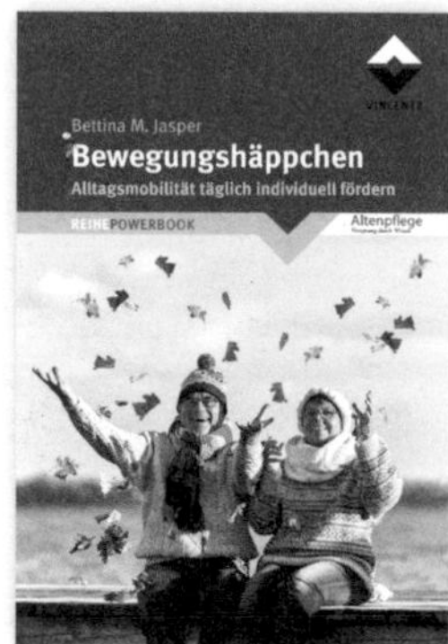

Denkkonfekt + Bewegungshäppchen
Bettina M. Jasper und Andrea Friese

Wie lässt sich die geistige und körperliche Beweglichkeit täglich trainieren? Ganz einfach mit Bewegungshäppchen und Denkkonfekt von Bettina M. Jasper und Andrea Friese!

Trainieren Sie einfach 5 Minuten mit einem Bewohner. Dort, wo er gerade ist. Das, was er an Alltagsbewegungen und Denksportaufgaben braucht. Sie setzen mit diesen Arbeitsbüchern die Vorgaben des Präventionsgesetzes um.

Denkkonfekt
2018, 128 Seiten, Spiralbindung, Format: 12 x 17,5 cm
ISBN 978-3-86630-670-7, Best.-Nr. 20666

Bewegungshäppchen
2017, 98 Seiten, Spiralbindung, Format: 12 x 17,5 cm
ISBN 978-3-86630-299-0, Best.-Nr. 20137

Jetzt bestellen!

Vincentz Network GmbH & Co. KG · Bücherdienst · Postfach 6247 · 30062 Hannover
T +49 511 9910-033 · F +49 511 9910-029 · www.altenpflege-online.net/shop